AF493818

RECHERCHES ANATOMIQUES ET EMBRYOLOGIQUES

SUR LES

ARTÈRES CORONAIRES DU CŒUR

CHEZ LES VERTÉBRÉS

(AVEC 39 FIGURES, DONT 38 ORIGINALES DESSINÉES PAR L'AUTEUR)

PAR

Le Dr Henri MARTIN

Licencié ès-sciences naturelles (Sorbonne, 1888)
Ancien externe des hôpitaux de Paris
Médaille de bronze de l'Assistance publique

PARIS
G. STEINHEIL, ÉDITEUR
2, RUE CASIMIR-DELAVIGNE, 2
1894

RECHERCHES ANATOMIQUES ET EMBRYOLOGIQUES

SUR LES

ARTÈRES CORONAIRES DU CŒUR

CHEZ LES VERTÉBRÉS

IMPRIMERIE LEMALE ET Cie, HAVRE

RECHERCHES ANATOMIQUES ET EMBRYOLOGIQUES

SUR LES

ARTÈRES CORONAIRES DU CŒUR

CHEZ LES VERTÉBRÉS

(AVEC 39 FIGURES, DONT 38 ORIGINALES DESSINÉES PAR L'AUTEUR)

PAR

Le Dr Henri MARTIN

Licencié ès-sciences naturelles (Sorbonne, 1888)
Ancien externe des hôpitaux de Paris
Médaille de bronze de l'Assistance publique

PARIS
G. STEINHEIL, ÉDITEUR
2, RUE CASIMIR-DELAVIGNE, 2

1894

RECHERCHES ANATOMIQUES ET EMBRYOLOGIQUES

SUR LES

ARTÈRES CORONAIRES DU CŒUR

CHEZ LES VERTÉBRÉS

AVANT-PROPOS

Avant d'exposer le plan de notre thèse, qu'il nous soit permis d'exprimer tout d'abord à nos Maîtres les remerciements que nous leur devons.

En dédiant ce travail à M. le professeur Mathias-Duval, nous lui adressons ce faible témoignage de reconnaissance, en échange des conseils si précieux et de l'hospitalité la plus grande que nous avons trouvés dans son laboratoire.

Nous remercions encore notre savant maître du grand honneur qu'il nous fait en voulant bien accepter la présidence de notre thèse.

A M. le professeur agrégé Retterer, nous adresserons l'expression de tous nos remerciements pour la bienveillance inépuisable qu'il nous a prodiguée pendant nos recherches dans le laboratoire d'histologie. Les documents et les renseignements bibliographiques qu'il nous a donnés ont été pour nous du plus grand secours.

A nos maîtres dans les hôpitaux, le souvenir le plus cher restera toujours attaché auprès de M. le professeur Verneuil, de M. le professeur agrégé Perier, chirurgien de l'hôpital Lariboisière, et de

M. le professeur agrégé Letulle, médecin de l'hôpital Saint-Antoine, qui ont dirigé nos premiers pas dans les études médicales.

Les deux années que nous avons passées dans le pavillon particulier de M. le professeur agrégé Poirier, chef des travaux anatomiques, chirurgien des hôpitaux, compteront parmi les meilleures, et nous voulons encore en remercier le chef, qui s'est montré autant notre ami que notre maître.

A MM. le professeur Proust, médecin de l'Hôtel-Dieu ; Monod, agrégé, chirurgien de l'hôpital Saint-Antoine ; Du Castel, médecin de l'hôpital Saint-Louis, et Millard, médecin des hôpitaux, nous exprimerons le témoignage de notre vive gratitude, pour les fonctions d'externe qu'ils ont bien voulu nous réserver dans leurs services.

Que M. le professeur Fournier, MM. J. Simon, médecin de l'hôpital des Enfants-Assistés, Galliard et Bonnaire acceptent toute notre reconnaissance pour l'enseignement que nous avons recueilli auprès d'eux.

Nous n'oublierons pas M. le professeur Pinard, qui a bien voulu nous recevoir à la Clinique Baudelocque pour notre stage obstétrical, nous le remercions de sa bienveillance et de ses savantes leçons.

Une reconnaissance ineffaçable restera liée au nom du Dr Laguesse, professeur agrégé à Lille, et à notre beau-frère le Dr Ovion, chirurgien de l'hôpital de Boulogne-sur-Mer, qui toujours se sont intéressés à nos études scientifiques et médicales.

Nous nous acquitterons enfin d'une dette contractée auprès de M. Ernest Buttura et de notre ami Léon Didier, ingénieur des Mines, pour les traductions et les renseignements techniques qu'ils nous ont si obligeamment fournis.

INTRODUCTION

Les recherches que j'avais l'intention d'entreprendre pour ma thèse devaient porter au début sur les *artères coronaires* des Mammifères. Ne choisissant pas l'embryon humain pour champ d'investigation, je devais m'épargner bien des difficultés, tout en arrivant au même résultat. J'avais en outre la certitude de trouver une série complète d'embryons, qui pourrait me fournir des tissus propres aux recherches histologiques. Pour ces raisons j'ai choisi l'embryon du lapin, dont l'évolution assez rapide permettait de trouver facilement les stades intermédiaires qui successivement venaient s'imposer à la comparaison.

Ces recherches étaient à peine commencées que je devais les interrompre pour étudier ces mêmes vaisseaux chez les autres vertébrés, pensant peut-être y trouver les indications si précieuses fournies par la phylogénie. Partant d'un principe, admis aujourd'hui par la majorité des embryologistes, et si éloquemment exposé par mon maître M. Mathias-Duval : « L'étude du développement des êtres montre qu'un embryon, pour arriver à l'état de sujet achevé, traverse différents stades transitoires et rapides, dans lesquels son organisation représente l'état définitif d'espèces inférieures », il n'était donc pas inutile de chercher si quelques-uns des états définitifs de ces vaisseaux observés chez les vertébrés inférieurs ne reproduisaient pas des phases traversées rapidement par les embryons des mammifères. Cette conjecture était d'autant plus vraisemblable que le cœur des vertébrés les plus élevés en organisation, passe par l'état définitif propre aux vertébrés inférieurs.

Pénétré de ces principes, j'ai repris l'étude des artères coronaires chez les Poissons et les Batraciens, laissant de côté les Reptiles et les Oiseaux qui possèdent des vaisseaux coronaires comparables aux nôtres.

Chez les Poissons, où le cœur ne contient qu'un sang noir, on avait déjà vu autrefois un système particulier d'artères coronaires. Cette disposition, trop oubliée de nos jours, sera reprise dans ce travail et occupera tout un chapitre. L'étude du même sujet chez les Batraciens nous donnera un argument intéressant en faveur du transformisme ; nous examinerons la larve amphibienne, dont l'organisation reflète celle du poisson, et qui nous présentera un cœur veineux, avec des vaisseaux nourriciers artériels. Puis, avec les progrès de la métamorphose, cette disposition sera remplacée par un système adulte que nous traiterons en détail, et sur lequel nous n'avons trouvé aucune description. Les Mammifères, objet initial de nos recherches, nous montreront, chez l'embryon, les artères coronaires apparaissant d'emblée avec leur caractère définitif, sans passer par les stades évolutifs de la série. Ne voulant pas voir dans ce fait la loi phylogénétique mise en défaut, nous l'attribuerons à un processus abortif déterminé par la rapidité avec laquelle les premiers stades sont traversés.

Après avoir vu le début des artères coronaires, précisé leur lieu d'origine et leur distribution, nous comparerons leur histogenèse avec celle d'autres vaisseaux observée par les auteurs.

Si ces artères ont été plus particulièrement choisies, ce n'est point le hasard qui nous y a conduit. Sachant préalablement les difficultés techniques qui surgissent devant la question du développement des vaisseaux, nous pensions qu'en étudiant dans une même espèce animale tous les stades du développement d'un vaisseau déterminé, nous éliminions bien des causes d'erreur, persuadé de ne pouvoir confondre avec un réseau lymphatique ou veineux le premier vestige vasculaire qui apparaîtrait sur l'endothélium du bulbe aortique.

CHAPITRE PREMIER

Artères coronaires chez les Poissons.

Le cœur des Poissons est le centre d'impulsion d'un sang uniquement noir, qu'il dirige vers un appareil respiratoire constitué par des branchies. A cette disposition anatomique correspond un système de vaisseaux coronaires spécial, qui ne se retrouve point chez les Vertébrés supérieurs.

Les détails qui seront exposés dans ce chapitre, conduiront à admettre qu'un cœur à sang noir possède des artères coronaires à sang rouge; l'origine de ces vaisseaux étant extracardiaque.

Si on examine l'ensemble de l'appareil circulatoire d'un poisson, abstraction faite des types extrêmes, tels que *Amphioxus* et *Dipneustes*, on le trouve réduit à deux courants sanguins : l'un veineux, l'autre artériel.

Le courant veineux recueille tout le fluide nourricier qui vient d'hématoser les tissus et pénètre dans le cœur par l'intermédiaire d'un vaste sinus, placé en partie dans le diaphragme, accolé contre le péricarde, mais en dehors de lui.

Après avoir subi les contractions successives de l'oreillette, du ventricule et du bulbe aortique, le sang noir est chassé dans l'artère branchiale et dans ses subdivisions, puis pénètre dans les lamelles des branchies, où l'oxygène en dissolution dans l'eau vient l'hématoser.

Le cœur, dans ses cavités, reçoit uniquement du sang noir, qu'il chasse vers une surface respiratoire. Le courant artériel prend naissance au niveau des branchies, et s'engage dans des vaisseaux nommés épibranchiaux. La réunion de ces différents troncs constitue l'aorte. Ce canal distribue directement dans tout le corps le sang artériel, et, puisqu'il ne passe pas par le cœur, il est donc privé de systole.

Le lieu où il faut aller à la recherche des artères coronaires, quant à leur origine, est, comme il a été déjà dit, en dehors du cœur; sans entrer maintenant dans de grands détails, disons que le point d'émergence est dans les branchies, là où les rameaux qui doivent constituer l'aorte sortent de l'appareil respiratoire, et contiennent par conséquent du sang rouge.

La circulation des Poissons avait été très bien comprise par Du Verney (1) en 1701, et il est vraisemblable que ce savant français a vu le premier le système coronaire des Poissons, car il signale quelques artères *indépendantes*, naissant à la base des branchies et se rendant directement dans les organes voisins.

Ce serait user de trop de partialité que de ne pas vouloir lui reconnaître cette découverte, puisque le cœur est bien un organe voisin des branchies. Les observations de Du Verney ont été faites sur la Carpe et il suffira de citer un court passage de son mémoire pour montrer combien était précis son jugement sur cette circulation.

(1) Du Verney. *Mémoire à l'Académie des sciences*, 1701, t. II, p. 224.

« Les vaisseaux, dit-il, qui contiennent du sang artériel, n'ont pas de battements ; ils ne communiquent pas avec le cœur. »

Cuvier (1) est le premier qui donne des détails plus précis sur la question. « Il est bien remarquable, dit-il, que dans les Poissons, ce n'est point du vaisseau qui part immédiatement du cœur que naissent les artérioles de ce viscère; il reçoit le sang nourricier après le passage de ce fluide à travers les branchies. »

Une planche (2), dans son grand travail sur les Poissons, représente l'artère coronaire de la Perche (Perca fluviatilis) naissant du deuxième arc branchial gauche; mais la figure est incomplète quant aux divisions de l'artère.

Hyrtl (3), en 1855, complète la question, et reprend cette étude sur de nombreuses espèces de poissons. Il reconnaît que chez les poissons osseux, l'origine de la coronaire est dans la deuxième veine branchiostège gauche (4), et il en indique le trajet avec précision. Ses conclusions viennent confirmer celles de Du Verney et de Cuvier.

« Cette artère, dit-il, n'est pas douée de pulsations, car elle prend son origine de l'autre côté du système capillaire des branchies, où le pouls cardiaque n'est pas transmissible. » Hyrtl est le premier qui ait vu le système veineux propre du cœur, dont le trajet ne correspond nullement à celui des artères, et qui se jette directement dans l'oreillette par deux branches inégales, la gauche

(1) Cuvier. *Leçons d'anatomie comparée*, publiées par Duméril, 1849, 3e édition, t. III, p. 72.

(2) Cuvier et Valenciennes. *Histoire naturelle des Poissons*, 1828. Atlas des tomes 1-5, pl. VII, fig. 1.

(3) Hyrtl. *Ueber die Selbststeuerung des Herzens*. Wien, 1855, p. 10 et suiv.

(4) Les veines branchiostèges de Hyrtl sont synonymes des artères épibranchiales de M. Milne Edwards.

toujours plus grosse que la droite. Dans son très intéressant travail sur les vaisseaux nourriciers du cœur des Vertébrés, Hyrtl consacre un long passage à leur physiologie; il soutient, dans une polémique des plus vives contre Brücke, que les coronaires des Poissons ne sont pas douées de pulsations, et qu'il en résulte pour le cœur un double travail, celui-ci devant chasser le sang à travers deux systèmes capillaires.

Quelques années plus tard, H. Milne Edwards, en 1858, publiait, dans son impérissable traité d'anatomie et de physiologie, une étude approfondie de ce système vasculaire (1).

Quelque compliquée que paraisse cette description, elle n'en reste pas moins la plus précise et la plus juste donnée sur le Poisson-lune. Mais elle s'adresse à un cas particulier, et il ne faudrait pas

(1) H. MILNE EDWARDS. *Leçons sur la Physiologie et l'Anatomie comparée de l'Homme et des Animaux*, 1858, t. III, p. 341.

« Chez l'*Orthragoriscus mola* (poisson-lune), la disposition des artères coronaires est très compliquée.

Au nombre de deux; l'une inférieure, l'autre supérieure. Chaque artère épibranchiale de la première paire, près de son extrémité antérieure, donne naissance à une artère assez forte qui bientôt se bifurque; une de ses branches se porte en avant, fournit des rameaux à la langue, puis se recourbe en bas et en arrière, pour gagner la mâchoire inférieure; l'autre se recourbe en dedans et en arrière pour s'anastomoser avec un vaisseau analogue fourni par la deuxième artère épibranchiale, puis une troisième branche, et ensuite se joint avec son congénère pour former un vaisseau impair et médian, qui se recourbe en bas et en arrière, et se divise en deux branches : l'une pour les muscles du cou, l'autre la *coronaire inférieure*.

« Les artères épibranchiales de la quatrième paire fournissent aussi à leur extrémité antérieure une paire de vaisseaux analogues aux précédents, qui s'anastomosent tout de suite sur la ligne médiane. Celle-ci gagne la face inférieure de l'appareil hyoïdien et s'y divise en deux branches, l'une destinée aux parois de la chambre respiratoire, l'autre au cœur; c'est la *coronaire supérieure*. A noter aussi que les troncs d'origine de ces vaisseaux fournissent plusieurs petites artères nourricières aux parois des artères branchiales. »

la considérer comme réalisant le plan général qui se rencontre habituellement chez les Poissons.

C'est rendre hommage à notre grand anatomiste, que de reproduire *in extenso* cette note touchant un point d'anatomie comparée, oublié de nos jours dans les ouvrages classiques les plus récents.

Avec Jourdain (1) en 1867 la question semble reculer, et il paraît impossible de partager l'opinion de cet auteur. D'ailleurs, sa description ne s'adresse qu'à un seul genre de Poissons, les Gades. Et encore sur ce point est-il en désaccord complet avec Hyrtl; Jourdain regardele cœur des poissons osseux comme semi-vasculaire, la couche superficielle seule recevant des vaisseaux. Dans le genre Gade le manque de vaisseaux serait encore poussé plus loin, car les « injections artérielles même les plus fines, celles qui reviennent par les veines ne pénètrent pas dans le muscle cardiaque, mais donnent seulement quelques ramuscules au bulbe ». Ce même auteur est convaincu, mais sans jamais avoir fait l'expérience, que le sang noir sorti du cœur est plus chargé en acide carbonique que celui qui y est entré. D'où sa conclusion : le cœur peut se nourrir du sang veineux qu'il contient. On ne peut donc tenir aucun compte des affirmations de Jourdain qui reposent sur une expérience virtuelle, et sur une particularité anatomique douteuse trouvée chez les Gades, puisqu'on sait depuis Hyrtl (2) 1855, qui a choisi pour type de sa description précisément la *Lota vulgaris* appartenant à la famille des Gadidées,

(1) JOURDAIN. Sur la structure du cœur des Poissons du genre Gade. *Mém. Acad. sc.*, 1867, t. I, p. 192.

(2) HYRTL *Op. cit.*, p. 2.

que ces Poissons possèdent un appareil vasculaire cardiaque très complet.

Parmi les auteurs plus modernes Gegenbaur (1) est peut-être le seul qui signale chez les Poissons la présence des artères coronaires ; ses recherches n'ont point porté spécialement sur ce sujet ; il se borne à signaler les travaux de Hyrtl. Cependant Gegenbaur diffère de l'opinion de son prédécesseur, puisqu'il ne veut reconnaître au cœur des Poissons qu'une vascularisation superficielle appartenant à l'enveloppe péricardique.

En reprenant cette étude chez les Poissons, j'ai trouvé quelques particularités à signaler.

Les Téléostéens et les Élasmobranches sont les seuls ordres de Poissons dont j'ai pu me procurer un nombre suffisant d'individus, laissant malheureusement de côté les Cyclostomes et les Dipneustes. Ces deux derniers ordres eussent certainement présenté un grand intérêt, et le Lépidosiren tout particulièrement dans son organisation transitoire, doit posséder un système spécial de coronaires.

Je donnerai la description de deux types : la Brème (Abramis brama), et la Raie (Raja clavata).

Téléostéens. — Chez la Brème (fig. 1), l'artère coronaire est unique, elle naît à la base de la deuxième branchie droite ; cette disposition se retrouve identique chez la Carpe et le Gardon. (Dans l'atlas de Cuvier et Valenciennes ce même vaisseau est représenté chez la Perche comme prenant origine à gauche.)

Après un trajet oblique de dehors en dedans et d'avant en arrière, la coronaire gagne la ligne médiane et passe à la face

(1) Gegenbaur. *Anatomie comparée,* traduction française, 1874, p. 801.

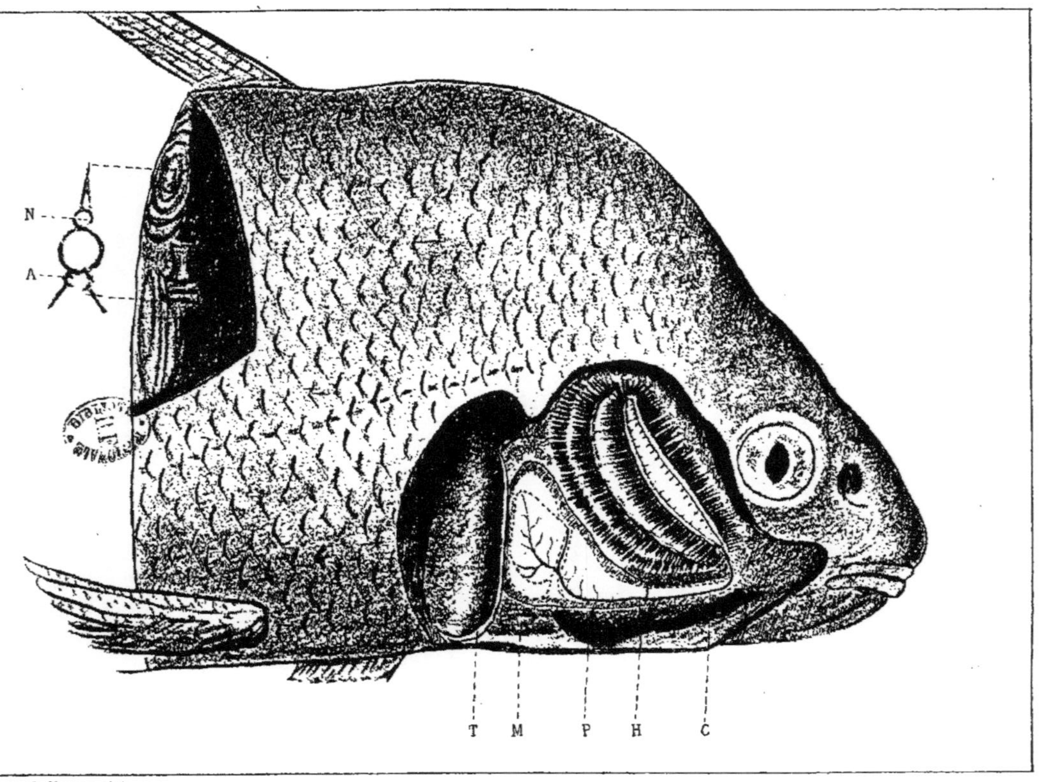

H. MARTIN, del.

Fig. 1.

Fig. 1.

Brème. — Origine, rapports et distribution de l'artère coronaire.

L'opercule a été enlevé, et la région branchiale disséquée.

C. Artère coronaire prenant son origine à la base de la deuxième branchie droite.
H. Appareil hyoïdien.
P. Péricarde.
M. Muscle hyo-scapulaire.
T. Péritoine.
F. Foie.
N. A. Projection d'une vertèbre.
N. Arc neural. — A. Arc hémal, donnant passage à l'aorte et à la veine dorsale.

inférieure de l'artère pulmonaire ; dans ce trajet elle est située au-dessus de la chaîne osseuse de l'appareil hyoïdien.

Puis pénétrant dans le péricarde, elle suit la face inférieure du bulbe, abandonne des artérioles de chaque côté (fig. 2 et 3), for-

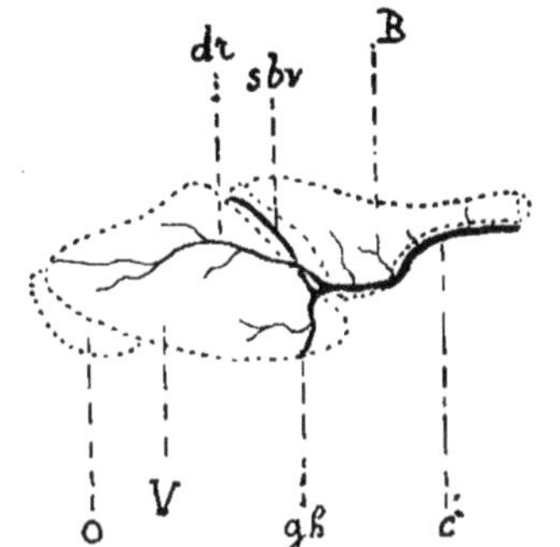

FIG. 2. — Cœur de Brème. Face latérale droite.

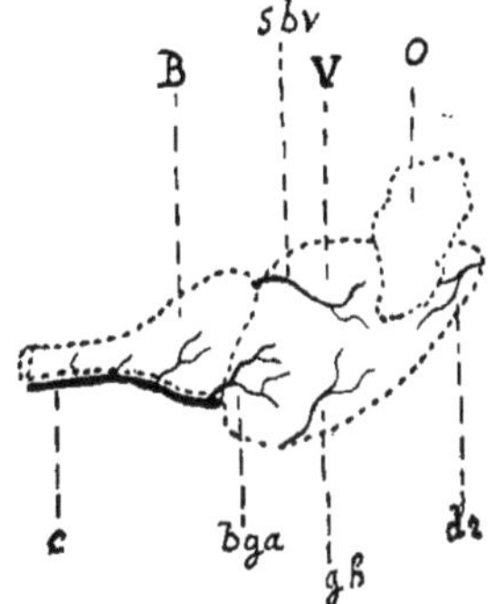

FIG. 3. — Cœur de Brème. Face latérale gauche.

Le contour des chambres cardiaques est représenté en pointillé. Lettres communes aux figures 2, 3, 4.

V. Ventricule. — O. Oreillette. — B. Bulbe. — C. Coronaire. — *gh.* Coronaire gauche. — *dr.* Coronaire droite. — *sbv.* Coronaire bulbo-ventriculaire.

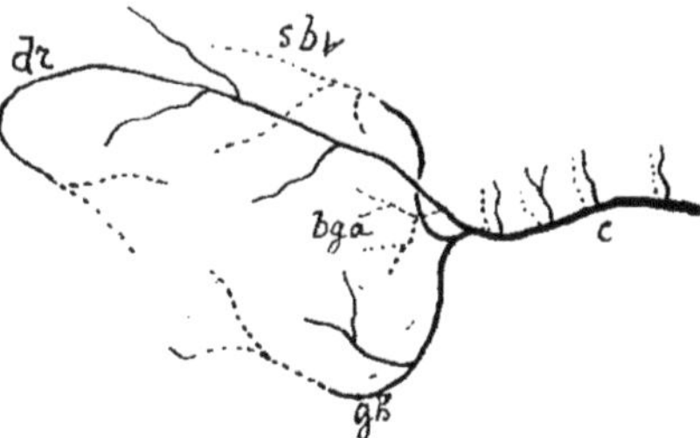

FIG. 4. — Représente dans l'espace la distribution de la coronaire. La substance musculaire est supprimée. Les vaisseaux en pointillé appartiennent à la face gauche.

mant de petites ceintures vasculaires incomplètes à la face supérieure.

Arrivée à la base du bulbe, elle se divise en trois branches. La première (fig. 2. *dr*) longe toute la face droite du ventricule, arrive à la pointe qu'elle double, et passe sur la face gauche (fig. 3, *dr*) pour venir se terminer dans le voisinage de l'orifice auriculo-ventriculaire.

La seconde branche (*gh*) contourne la partie inférieure de la base du ventricule et passe sur la face gauche.

La troisième (*sbv*) suit le sillon bulbo-ventriculaire ; pour distinguer ce vaisseau, il est nécessaire d'écarter le bulbe du ventricule, car il est profondément situé entre les deux.

Une autre artériole (*bga*) dont l'origine est inconstante, part tantôt de la coronaire primitive, tantôt de la branche droite, elle se dirige sur la base de la face gauche.

Il est intéressant de remarquer que tous ces différents rameaux convergent sur la face gauche, et que les trois principaux épuisent leurs derniers capillaires dans la région auriculo-ventriculaire (fig. 3).

On verra plus loin comment ces vaisseaux pénètrent dans la substance cardiaque pour la nourrir.

Chez le Saumon (fig. 5 et 6) la coronaire est également unique, mais elle naît de la deuxième branche gauche. Avant d'entrer dans le péricarde, elle abandonne une branche assez importante qui se rend à la face antérieure de la paroi de la chambre cardiaque ; puis elle perfore le péricarde et longe la face ventrale du bulbe ; avant d'atteindre le sillon bulbo-ventriculaire, elle se divise en deux branches d'égal calibre, l'une gauche, l'autre droite, qui s'écartent pour embrasser les deux faces du ventricule. A gauche les artérioles suivent principalement les arêtes de ce cœur à forme de pyramide (fig. 6).

Il suffira de regarder les figures 5 et 6 pour éviter une description trop longue. Je me bornerai à dire que je n'ai pu trouver la branche du sillon bulbo-ventriculaire, et que le centre de terminaison des rameaux se trouve plutôt à la face droite.

Chez le Saumon, les veines coronaires sont très développées, elles occupent surtout la face droite et se jettent dans l'oreillette près de son sillon ventriculaire (fig. 5, *vc*).

A la simple inspection du ventricule, il est très facile de diffé-

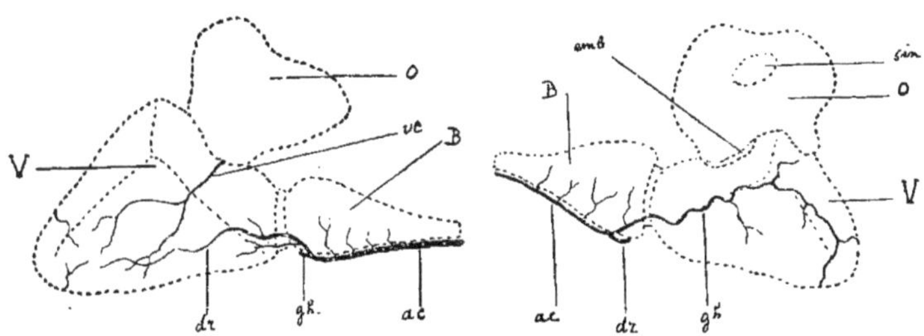

FIG. 5. — Cœur de Saumon. Face latérale droite

FIG. 6. — Cœur de Saumon. Face latérale gauche.

V. Ventricule. — O. Oreillette. — B. Bulbe. — *ac.* Artère coronaire primitive. — *dr.* Coronaire droite. — *gh.* Coronaire gauche. — *vc.* Veine coronaire. — *emb.* Région de l'orifice auriculo-ventriculaire. — *sin.* Orifice du sinus veineux.

rencier les veines des artères, ces dernières sont accompagnées d'une double traînée blanchâtre de tissu adipeux, et de vaisseaux lymphatiques qui les font trancher nettement sur le fond rouge du muscle ; les veines au contraire sont d'une teinte peu différente de celle du substratum.

Elasmobranches. — Il reste maintenant à montrer les variations que présentent les Poissons cartilagineux.

La Raie qui nous a surtout servi pour cette étude, présente un cœur volumineux contenu dans une chambre péricardique à forme pyramidale.

Cette cavité repose par sa base au niveau de la ceinture scapulaire, et son sommet tronqué marque à peu près la limite supérieure du bulbe.

La paroi postérieure qui la sépare de l'œsophage est renforcée d'une plaque fibro-cartilagineuse très épaisse, tandis que la paroi antérieure est fibreuse. Ses faces latérales sont en rapport avec deux muscles : le coraco-pharyngien et le coraco-hyoïdien.

Chez un sujet mort, la cavité du péricarde est considérable, et on est surpris de voir le cœur n'en occuper qu'une faible partie, cela tient à l'affaissement de l'oreillette, qui à l'état physiologique comble tout le vide de cette cavité.

Le péricarde chez la Raie communique avec le péritoine. Cette découverte, due à Monro (1), est très curieuse, et nous la mettrons plus loin en parallèle avec la structure intime du péricarde.

Deux petits pertuis, voisins du sinus veineux, perforent le diaphragme et débouchent dans le péritoine, et d'autre part on sait que cette dernière cavité communique elle-même avec l'extérieur par deux pores situés de chaque côté de l'anus.

La figure 7 peut tenir lieu de description extérieure du cœur, constatons cependant que sa forme est bien différente de celle observée chez les Poissons osseux, il affecte dans son ensemble une analogie plus grande avec le cœur des Vertébrés supérieurs. Mais il préside néanmoins à une circulation veineuse.

Le bulbe qui fait suite au ventricule n'est pas renflé à sa nais-

(1) MONRO. *Organisation et physiologie des Poissons.* Édition allemande de Schneider, pl. II et XI, p. 109 et 119.

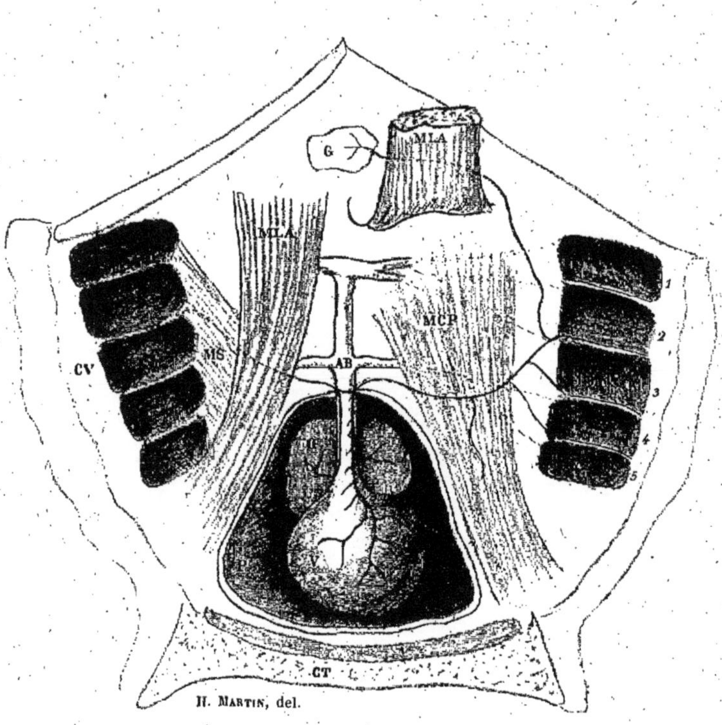

Fig. 7.

FIG. 7.

Raie. — Anatomie de la région cardiaque et branchiale. Face ventrale. Système des artères coronaires.

P. Chambre péricardique.
V. Ventricule.
O. Oreillette.
AB. Artère branchiale (et ses divisions en pointillé).
CV. 1, 2, 3, 4, 5. Chambres branchiales.
MCP. Muscle coraco-pharyngien.
MLA. Muscle coraco-hyoïdien.
MS. Muscle synbranchial.
G. Glande thyroïde.
CT. Cartilage transverse.

On voit la coronaire partir de la cloison qui sépare la deuxième et la troisième chambre branchiale et recevoir également deux autres rameaux d'origine. Le système est seulement figuré à gauche, à droite il n'est qu'indiqué et se trouve recouvert par les plans musculaires.

sance comme chez les Téléostéens ; au contraire, il est cylindrique et se transforme, très près du ventricule, en un conduit comparable à l'aorte. Sorti du péricarde, le bulbe devient l'*artère branchiale* (AB) qui se divise de chaque côté en deux gros troncs principaux qui fournissent les branches destinées à porter le sang veineux à l'appareil branchial. Le système des artères coronaires est très compliqué chez la Raie ; celles-ci proviennent directement des branchies. En se reportant à la figure 7, on voit à droite le système coronaire recouvert par les différents plans musculaires tandis que à gauche, les muscle sont coupés et relevés, permettant ainsi d'en suivre tout le trajet. Le tronc principal prend naissance dans la cloison branchiale commune aux deuxième et troisième branchies, dans un trajet presque horizontal passe perpendiculairement entre le muscle coraco-pharyngien et coraco-hyoïdien, arrive au sommet du péricarde et atteint l'artère branchiale. Là une anastomose transversale existe entre les deux coronaires, cette branche anastomotique est *en dehors* du péricarde, mais en rapport intime avec sa couche la plus externe. Cette disposition m'a expliqué les nombreux échecs éprouvés dans les injections ; lorsque l'on ouvre le péricarde préalablement sur la ligne médiane, et qu'on prolonge l'incision jusqu'à son sommet, cette anastomose est fatalement coupée et laisse fuser la masse pénétrante.

Avant de suivre la distribution de ces vaisseaux sur le cœur, il faut revenir sur leur origine et leur branche extra-cardiaque. Deux petits rameaux partent des cloisons de la quatrième et de la cinquième branchie, et viennent se jeter dans le tronc principal ; ce sont des vaisseaux de très faible taille, augmentant bien peu la quantité de sang artériel de ce système.

Près de l'origine du tronc principal, se détache une branche importante par son long trajet, elle se dirige vers la partie antérieure du pharynx et fournit des capillaires à la glande thyroïde (G). Une autre branche se détache de la coronaire, à son passage entre les deux plans musculaires signalés plus haut, et vient principalement se perdre dans le muscle coraco-pharyngien. Le péricarde reçoit aussi deux petites artérioles qui, de chaque côté, naissent de la coronaire au point de contact.

De l'anastomose transversale signalée plus haut, partent deux grosses branches à direction rectiligne, qui sont les véritables coronaires. Elles perforent le péricarde, descendent parallèlement le long du bulbe, suivant une ligne antéro-latérale. La branche droite est plus en arrière. Dans la figure 7, les deux coronaires ont été représentées à dessein sur un plan trop antérieur ; il suffira de les reporter légèrement en dehors, pour se rapprocher de la réalité.

La coronaire gauche donne quelques ramuscules au bulbe, et ses principales branches sont destinées à la face antérieure du ventricule, où elles viennent s'épanouir en un riche réseau capillaire.

La coronaire droite, arrivée à la naissance du bulbe, passe en arrière de celui-ci, donne des vaisseaux à la région de la valvule auriculo-ventriculaire, puis émet deux petites branches pour la face antérieure de l'oreillette, et enfin s'épuise à la face postérieure du ventricule.

Structure du bulbe. — Chez la Raie, en examinant le bulbe sur une coupe transversale, prise dans sa région moyenne, on voit nettement la lumière des deux artères coronaires (fig. 8, CC') et leurs rapports dans les tissus qui les environnent. Elles sont situées un peu en avant d'une ligne qui partagerait transversalement la coupe en deux parties égales.

La couche la plus externe, celle qui représente le péricarde viscéral, est constituée par un épithélium cylindrique (fig. 8 et 9, E). Ces cellules épithéliales sont disposées sur une seule assise, et, vues à un très fort grossissement, elles se montrent allongées, avec un

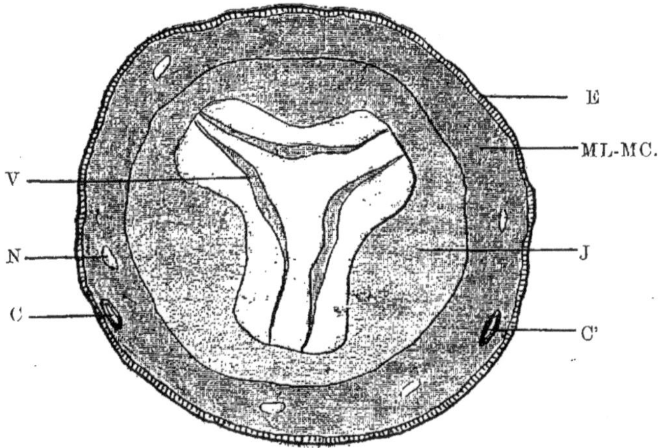

FIG. 8. — *Raie.* Coupe transversale du bulbe aortique.
E. Épithélium. — ML. MC. Couche musculaire et élastique. — J. Tissu conjonctif. — V. Valvules. — CC'. Artères coronaires. — N. Veines.

noyau situé près du plateau. Cette couche repose sur le tissu conjonctif sous-épithélial (S).

La surface du péricarde bulbaire n'est pas absolument lisse, elle montre des plis longitudinaux très fins représentés par des excavations sur le bord de la coupe.

La couche musculo-élastique du bulbe tient une large place dans l'épaisseur de la paroi.

La couche musculaire est superficielle; elle est formée de faisceaux longitudinaux, parallèles à l'axe du bulbe (fig. 9, ML.); les fibres qui la constituent sont *lisses*, à noyau allongé. Les faisceaux vus sur la coupe apparaissent sectionnés transversalement, et ils sont entourés d'un tissu conjonctif en continuité avec celui de la couche sous-épithéliale.

Cette couche est peu épaisse, et n'est pas uniformément répar-

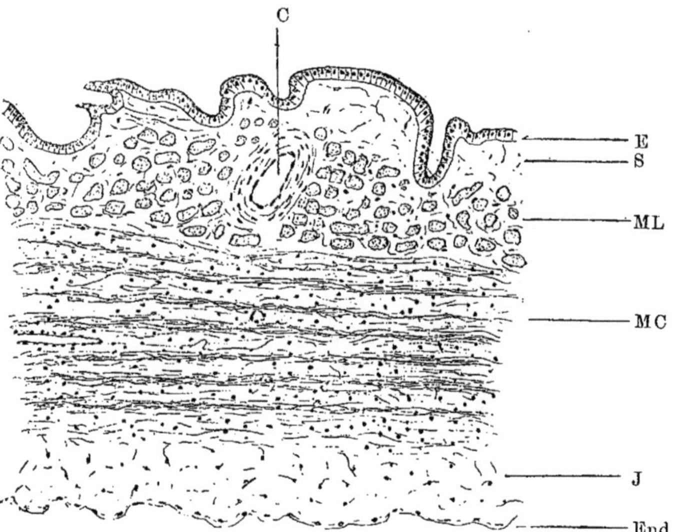

Fig. 9. — *Raie.* Coupe transversale du bulbe. Segment vu à un grossissement de 55 diamètres :

Lettres communes aux figures 8 et 9.

C. Artère coronaire. — E. Épithélium du péricarde viscéral. — S. Tissu conjonctif sous-épithélial. — ML. Couche musculaire longitudinale. — MC. Couche élastique. — J. Tissu conjonctif. — End. Endothélium. — V. Valvules. — N. Veines.

tie, car en certains points, elle est réduite à deux ou trois faisceaux. C'est dans cette assise que cheminent les artères coronaires (fig. 9 et 10, CC'). Ces vaisseaux sont enchâssés dans le muscle, laissant cependant leur région externe en rapport avec la couche sous-épithéliale; les fibres lisses manquent en ce point. Ces artères sont séparées du péricarde par une faible épaisseur de tissu, et leur transparence explique la facilité avec laquelle, à l'œil nu, chez l'animal vivant, on peut en suivre le trajet.

Ces artères coronaires ont des parois épaisses ; les noyaux des cellules musculaires, qui forment la paroi, sont visibles sur plusieurs rangées. Cette même couche musculaire contient encore des veines (fig. 8, N), qui sont nombreuses, réparties dans toute l'épaisseur, et ne semblent pas accompagner d'une façon spéciale les artères dans leur trajet.

La couche située au-dessous est la *couche élastique;* elle conserve cette structure dans presque toute l'étendue du bulbe; cependant, vers le quart inférieur, en abordant le muscle cardiaque, le tissu élastique fait insensiblement placé au tissu musculaire, ce dernier finissant par s'y substituer entièrement.

Sur la figure 9, en MC, on peut se rendre compte de la stratification de ces fibres. Ces assises, disposées circulairement, sont plus serrées vers la superficie, tandis qu'elles s'écartent à mesure qu'elles gagnent le centre du vaisseau. Dans les espaces laissés entre les faisceaux, on peut distinguer de fines fibrilles élastiques formant des anastomoses avec les faisceaux voisins.

On y trouve aussi des *cellules libres*, sphériques, très abondantes.

Les capillaires sont très nombreux; leur structure se décèle par une simple enveloppe endothéliale, ils cheminent dans ces espaces interfasciculaires; mais il en est d'autres qui coupent obliquement la direction des faisceaux élastiques.

Entre la couche élastique et l'endothélium, vient s'intercaler un élément de nature conjonctive; mais il est difficile de trouver une ligne de démarcation bien nette entre les deux couches. La couche conjonctive (fig. 9, J) est envahie, dans sa partie externe, par des fibrilles élastiques, qui gardent encore leur orientation circulaire; elles diminuent graduellement en se rapprochant de la lumière du bulbe et disparaissent complètement un peu au-dessus de l'endothélium (1). Les cellules libres se rencontrent encore ici en quantité aussi nombreuse que dans la couche élastique.

En résumé, le bulbe des Raies a une structure toute spéciale, entièrement différente de celle qu'on rencontre dans les vaisseaux qui partent du cœur chez les Vertébrés supérieurs, même à l'état embryonnaire.

Ici on trouve un véritable épithélium, qui se propage non seulement sur le cœur, mais encore sur le feuillet pariétal péricardique. Cet épithélium se continue avec celui du péritoine par les deux pores péritonéo-péricardiques de Monro, que nous avons signalés précédemment. Les cellules qui tapissaient le cœlome, chez l'embryon, ont donc évolué vers le même type épithélial, pour les cavités péricardiques et péritonéales.

Les artères coronaires sont situées dans la couche musculaire lisse, et orientées suivant la direction des fibres, elles donnent de nombreux capillaires au muscle, et la couche élastique qui, à l'état normal, chez les Vertébrés supérieurs, est privée de vaisseaux, est ici largement vascularisée. Il en est de ces vaisseaux qui appar-

(1) LAGUESSE, dans une communication à la *Société de biologie* (5 mars 1892), a signalé des *bourrelets valvulaires* dans les artères, qui entourent complètement l'orifice d'entrée des collatérales.

tiennent certainement au système veineux, mais il est difficile d'en faire la distinction.

Une autre particularité est encore à noter, mais nous n'avons pu en poursuivre l'étude ; c'est l'existence de lacunes dans la couche conjonctive; ces lacunes communiquent avec la cavité du bulbe et sont tapissées par l'endothélium ; elles affectent en certains points la forme de vaisseaux. On les rencontre principalement au niveau des nombreuses valvules.

Je ne m'étendrai pas sur ce point, qui a été tout particulièrement étudié par Gegenbaur.

En poursuivant les artères coronaires au point où elles atteignent le ventricule, nous les voyons pénétrer dans le muscle cardiaque, et, loin d'avoir une distribution superficielle, comme l'affirment la plupart des anatomistes, leurs branches pénètrent au contraire en très grand nombre dans toute l'épaisseur du muscle. Sur une coupe colorée à l'hématoxyline, sans injection préalable, on trouve un très riche système de vaisseaux issus des coronaires.

On ne peut donc admettre avec Jourdain que le muscle cardiaque, même celui des Gades, se nourrit par imbibition de sang veineux, puisqu'on trouve dans toute l'épaisseur du muscle de très nombreux vaisseaux et ces capillaires qui contiennent un sang artériel provenant directement de l'appareil branchial, par un système que nous avons étudié.

Technique des injections.

Plusieurs modes d'injections ont été employés par nous pour ces recherches chez les Poissons.

Mercure. — Le mercure à l'état métallique nous a donné de bons résultats. En plaçant le réservoir à 30 centimètres de hauteur, on obtient une pression suffisante, qui ne détermine pas de rupture dans les vaisseaux. A l'aide d'un tube de verre effilé, à pointe très courte, on peut pénétrer directement dans la coronaire le long du bulbe, en ayant soin d'avoir une pointe piquante, et dont le diamètre soit approprié à celui du vaisseau. Les échecs que nous avons eus provenaient souvent de pointes trop fines, qui pénétraient bien dans le vaisseau, mais arrivaient plus difficilement dans la lumière, restant dans la paroi antérieure ou passant dans la postérieure.

C'est en avant de l'origine des principales branches que l'injection était commencée ; lorsque le réseau périphérique était rempli, le mercure gagnait par l'anastomose (chez la Raie) la coronaire du côté opposé et la remplissait jusqu'à son origine. La canule étant retournée en sens inverse, le reste du réseau du même côté achevait de se remplir.

Masse au suif. — La masse au suif coloré m'a surtout servi à injecter les cavités du cœur et les artères branchiales ; par ce jection du mercure dans les coronaires devient facile. Chez le Saumon, cependant, j'ai cherché les coronaires à l'aide du suif en introduisant la canule dans l'aorte au niveau des premières vertèbres ; mais la masse colorée s'engageait seulement dans la première portion de la coronaire, et s'arrêtait au point où le bulbe pénètre dans le péricarde. La pièce était cependant dans l'eau tiède.

Masse a la gélatine. — La masse de gélatine carminée, suivant la technique de M. Ranvier, peut être employée avec avantage pour les pièces destinées à être coupées.

Autre procédé. — Je signalerai un autre procédé d'injection des plus pénétrants, mais qui malheureusement ne peut s'appliquer aux coupes.

On prend une solution filtrée et saturée de sulfate de cuivre que l'on injecte à l'aide d'une seringue Pravaz, ou d'une canule de verre communiquant par un tube de caoutchouc avec une seringue. Le vaisseau étant pénétré de ce liquide, on place une ligature au point d'ouverture. Puis, à l'aide d'une pipette, on fait tomber sur la région injectée quelques gouttes d'ammoniaque à 1/10 : la coloration bleu pâle, presque invisible au début, devient tout à coup d'un vert clair très intense. La réduction du cuivre s'est opérée ; mais il est utile de ne pas pousser la réduction trop loin, car le précipité vert serait de nouveau dissous par l'ammoniaque, et redeviendrait liquide et bleu foncé ; si dans la manipulation cette seconde transformation est atteinte, il suffit de verser quelques gouttes d'acide sulfurique très étendu sur la région pour neutraliser l'excès d'ammoniaque, et voir reparaître la masse pâteuse vert clair.

L'avantage que j'ai trouvé dans ce procédé est de pouvoir employer un liquide aussi fluide que l'eau, d'opérer à froid, et de transformer à l'intérieur même des vaisseaux la solution en une masse pâteuse (1).

(1) Sulfate de cuivre, en injection dans les vaisseaux.

Sulfate de cuivre + ammoniaque = sous-sulfate basique de cuivre. — Précipité vert clair.

Sulfate de cuivre + ammoniaque en excès = oxyde de cuivre. — Précipité redissout. Coloration bleu foncé.

Sulfate de cuivre + ammoniaque en excès + acide sulfurique = neutralise excès d'ammoniaque. — Précipité vert reparaît.

CHAPITRE II

Circulation cardiaque chez les Batraciens.

En abordant l'étude de la nutrition intime du cœur chez les Batraciens, il est indispensable de partir d'un point bien établi aujourd'hui, à savoir : le sang artériel et le sang veineux ne se mélangent pas dans le ventricule unique de ces animaux. Cette découverte est due à Brücke, mais à Sabatier nous devons un complément de détails, ainsi qu'une interprétation différente de ce mécanisme cardiaque si particulier.

J'exposerai aussi brièvement que possible l'anatomie du cœur telle que Sabatier l'a fixée et chercherai à en tirer les déductions nécessaires à mon sujet.

Trois parties essentielles composent ce cœur, deux oreillettes et un ventricule.

Les deux oreillettes paraissent, à première vue, ne former qu'une masse unique, mais leur dissection révèle une mince cloison antéro-postérieure ; le bord de cette cloison est libre en avant, et adhérent en arrière ; en bas il est maintenu par des cordages qui se fixent sur la partie antérieure de l'orifice auriculo-ventriculaire unique.

Cette découverte est due à Meckel et à Davy. Avec ces anatomistes, pendant longtemps on continua à admettre que les deux poches auriculaires, qui reçoivent isolément du sang rouge et du sang noir, versaient leur contenu dans le ventricule, et que là s'opérait le mélange distribué dans toute l'économie. Mais depuis Brücke nous savons que les deux variétés de sangs pénètrent isolément dans le ventricule, et que la contraction ventriculaire les chasse l'un après l'autre.

Le ventricule est piriforme, légèrement déprimé d'avant en arrière ; sa structure interne est très compliquée. Il n'est pas formé, comme chez les Vertébrés supérieurs, de deux cavités, mais d'une seule ; cette cavité est d'ailleurs réduite à une très petite chambre centrale.

La couche musculaire, très épaisse, est formée d'un nombre considérable d'aréoles séparées par des cloisons musculaires. Ces aréoles diminuent de capacité, quand on les examine du centre vers la périphérie. Les faisceaux ou trabécules qui limitent ces espaces partent de deux colonnes charnues situées en avant et en arrière de l'orifice bulbaire.

Ces deux faisceaux primitifs se divisent en un grand nombre de faisceaux secondaires, puis tertiaires, et toutes ces branches en outre, s'anastomosent, formant ainsi des vacuoles de premier, deuxième et troisième ordre. Les vacuoles, comme il a déjà été dit, sont plus spacieuses au centre, car elles appartiennent à des cloisons plus éloignées, tandis qu'à la périphérie elles sont plus petites et plus serrées. Ces petites vacuoles de troisième ordre se mettent en contact avec la couche musculo-séreuse très mince qui forme la véritable paroi externe du ventricule. Les aréoles ne sont pas orientées toutes dans le même sens : les grandes rayonnent plus spécialement vers l'embouchure du bulbe, tandis que les petites dessinent dans leur ensemble des courbes concentriques à concavité légèrement supérieure.

La direction de ces deux groupes de vacuoles est donc perpendiculaire, et, comme le fait si bien remarquer Sabatier (1), c'est

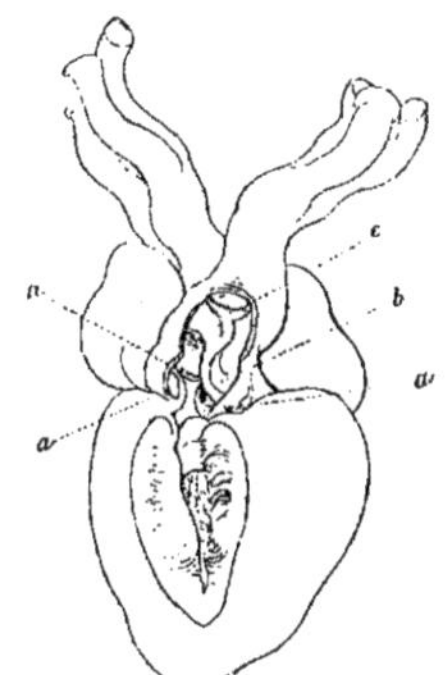

FIG. 10. — *Grenouille.* Valvules du bulbe artériel (d'après BRÜCKE).
a. Valvules sigmoïdes. — *b.* Rampe bulbaire. — *c.* Valvule de Brücke.

une disposition favorable au maintien du sang dans le tissu spongieux.

La cavité ventriculaire possède un second orifice, donnant issue

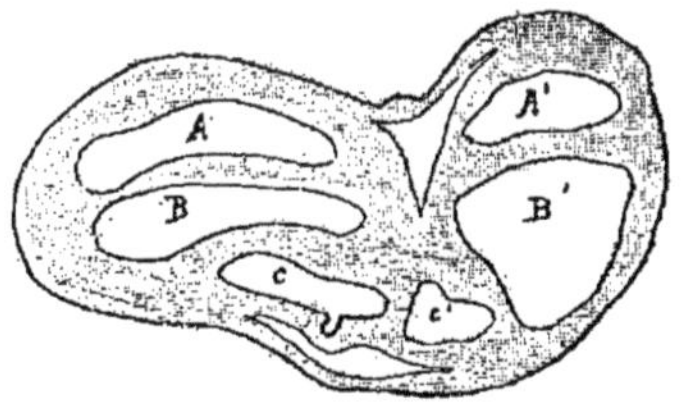

FIG. 11. — *Grenouille.* Coupe du bulbe prise vers son sommet, un peu au-dessous du point où les vaisseaux vont se séparer.
A. A'. Branches pulmo-cutanées. — B. B'. Aortes. — *c.* *c'*. Troncs carotico-linguaux.

au sang venu des oreillettes, c'est l'entrée du bulbe. Le bulbe qui fait suite au cœur doit être considéré comme l'homologue de

(1) SABATIER. *Étude sur le cœur des Vertébrés*, p. 28 et s. Montpellier, 1873.

l'aorte et de l'artère pulmonaire, car sa cavité est traversée d'un côté par le sang noir qui se dirige à la peau et aux poumons, d'un autre par le sang rouge destiné à la nutrition du corps.

Vu extérieurement, le bulbe a un aspect conique dont la partie renflée est attenante au ventricule, tandis que le sommet correspond à son point de division; là, en effet, il se divise en deux troncs apparents. Mais ces deux troncs apparents sont en réalité formés chacun de trois conduits (fig. 11), qui ne tardent pas à prendre une direction différente. Ces trois paires de vaisseaux se répartissent de la façon suivante : le canal interne forme l'artère *carotico-linguale* et traverse la glande carotide; le canal intermédiaire donne le *canal aortique;* ce conduit présente, au niveau des crosses et de la glande carotide, une valvule découverte par Brücke (fig. 10, *c*); la concavité de cette valvule regarde le cœur, et elle oblitère l'aorte droite quand la pression sanguine vient la soulever.

La troisième paire de vaisseaux représente les canaux pulmonaires ou tronc *pulmo-cutané.*

Ces subdivisions que nous venons d'énumérer se détachent d'une cavité presque unique appartenant au bulbe.

Si nous employons le terme « presque unique », c'est que la cavité bulbaire n'est pas libre comme celle d'un vaisseau ordinaire, mais bien cloisonnée incomplètement; la coupe 5 de la figure 12 représente cette disposition : on y trouve deux gouttières, RP et RA, séparées par un prolongement, qui est en somme la projection d'une cloison verticale.

Sur la figure 10, empruntée à Brücke (1), on peut se rendre

(1) Brücke. *Beitrage zur vergleichenden Anat. u. Phys. des Gefäss-Systemes.* Wien, 1852, taf. V, fig. 13.

compte de la situation de cette cloison. Elle est courbe sur ses deux faces, et affecte la forme d'un S. La concavité de la courbe supérieure regarde en bas et à gauche, celle de la courbe inférieure regarde en haut et à droite. En outre la cloison, qui est adhérente par son bord postérieur, est contournée sur elle-même,

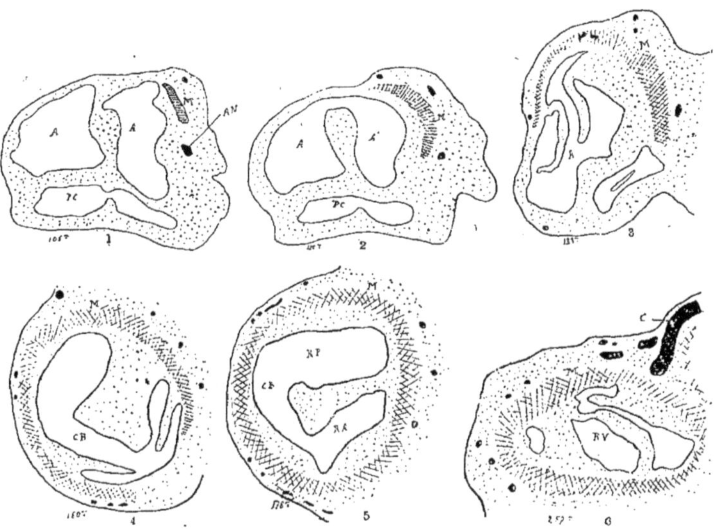

FIG. 12. — *Grenouille.* Coupes du bulbe à différents niveaux. Les nombres 106, 115, 133, etc., indiquent le numéro d'ordre dans lequel les coupes ont été figurées, la numération, partant de la division réelle du bulbe et descendant vers le ventricule. Ces coupes sont faites au centième de millimètre, dessinées à la chambre claire; grossissement 20 diamètres.

M. Couche musculaire. — AN. Capillaires de la coronaire. — AA. Aortes. — PC. Tronc pulmo-cutané. — CB. Cavité bulbaire. — RP. Rampe aortique. — RA. Rampe pulmonaire. — C. Artère coronaire. — RV. Région valvulaire sigmoïde.

et la spire décrite correspond aux quatre cinquièmes d'un tour. Cette cloison divise donc le bulbe en deux rampes. La rampe droite conduit dans les deux aortes et dans les deux troncs carotico-linguaux ; la rampe gauche conduit dans les deux artères pulmo-cutanées.

Cette cloison est résistante, et sa nature cartilagineuse lui permet peu de mouvements ; son bord est tranchant en bas, puis émoussé, et légèrement renflé en haut. L'extrémité inférieure est adhérente, par des cordages très fins, aux valvules semi-lunaires qui garnissent le passage bulbo-ventriculaire.

La cloison n'oscille point, ni à droite ni à gauche, comme beaucoup d'anatomistes l'ont soutenu ; mais, en nous rangeant à l'opinion de Sabatier, nous admettrons que c'est dans le phénomène de la contraction bulbaire qu'il faut chercher l'explication du mécanisme de la répartition du sang dans les différents vaisseaux. En effet, le bulbe, en se contractant, rapproche sa paroi du bord libre de la cloison et détermine une double cavité momentanée.

Structure du cœur. — En suivant de dedans en dehors les couches superposées, on trouve une *couche endothéliale* tapissant la cavité (fig. 13), puis une *couche conjonctive* d'abord lâche, et en rapport immédiat avec l'endothélium. Ces cellules conjonctives sont peu nombreuses, allongées, et leurs prolongements forment un réseau très léger.

Une seconde couche conjonctive plus dense, en dehors de la précédente, possède des cellules très nombreuses, dont l'aspect se rapproche beaucoup du type cartilagineux B. En effet, l'élément cartilagineux, en certaines régions, se substitue au précédent, précisément dans les points où il est en rapport avec l'adhérence de la cloison longitudinale. Cette couche se continue dans la cloison et on sait, d'après Sabatier, que sa nature est cartilagineuse. Nous ajouterons que les cellules cartilagineuses n'existent réellement que sur le bord extrême de la cloison, portion ne dépassant pas le quart de la largeur de la cloison. Ailleurs, et dans la cloison et dans la paroi bulbaire, cette couche doit être considérée comme formée de cellules cartilagineuses embryonnaires. Nous ne faisons que signaler ce point intéressant sur la transformation du tissu cartilagineux, facile à mettre en évidence par une coupe, où on peut voir le tissu jeune et le tissu différencié avec tous leurs stades

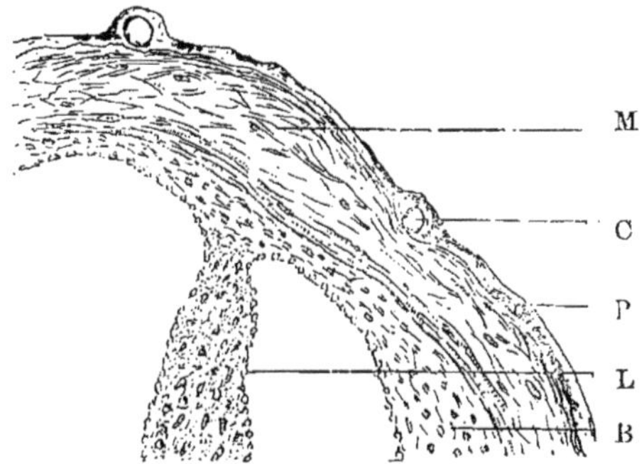

FIG. 13. — *Rana esculenta*. Structure du bulbe ; 70 diamètres.

P. Gaine conjonctive contenant des amas pigmentaires. — C. Branche de l'artère coronaire. — M. Couche musculaire. Les fibres striées sont distribuées dans la partie profonde. — B. Couche conjonctive sous-endothéliale. — L. Cloison bulbaire de nature cartilagineuse.

intermédiaires. La couche suivante est la plus importante, c'est la *musculaire*, Sabatier la décrit comme formée de fibres tenant le milieu entre les fibres lisses et striées, mais se rapprochant davantage de ces dernières ; ces fibres sont cylindriques, distinctes, avec des noyaux allongés, dont la striation est très nette.

Cette assise musculaire n'est pas simple, elle comporte plusieurs plans. Mais, pour faciliter sa description, on peut la regarder comme composée d'une couche de fibres circulaires au milieu de laquelle viennent s'intercaler des fibres longitudinales et obliques.

Je n'ai pas trouvé sur les coupes en série du bulbe une disposition de cette couche en accord complet avec la description de Sabatier.

Cette couche est loin d'être partout circulaire; sa limite supérieure s'arrête au point où les artères pulmo-cutanées s'isolent de la cavité bulbaire, et là, sur une coupe, on trouve le muscle réduit à une simple bandelette placée derrière l'aorte gauche (fig. 11, coupe 1, M.); en descendant la série, cette bandelette s'étend sur toute la face postérieure, de manière à former un fer à cheval regardant d'abord à droite, puis en avant, et enfin à gauche. La couche ne devient circulaire et complète (fig. 11, coupe 5) que dans la région moyenne du bulbe, et reste ainsi dans sa moitié inférieure, jusqu'à la valvule bulbo-ventriculaire. A la base du bulbe, les fibres musculaires s'épanouissent pour se confondre avec les fibres du ventricule. Il faut donc regarder la portion contractile bulbaire comme un tronc de cône à parois épaisses en bas, et minces vers son point de divergence; terminé là en bec de flûte ouvert supérieurement et un peu à droite, ayant comme limite extrême la bifurcation réelle interbulbaire des artères pulmo-cutanées.

Ajoutons encore un mot sur la répartition des fibres musculaires *nettement striées*. Je crois qu'elles ne sont pas très abondantes, qu'elles ne forment pas un anneau complet, et qu'on les rencontre surtout dans la courbure opposée à l'insertion de la cloison verticale. Elles résident dans l'assise concentrique de l'anneau musculaire. De plus, je n'ai pu les trouver dans la moitié supérieure du bulbe. L'enveloppe externe est formée d'une couche conjonctive dense, mais entre elle et le muscle se trouve un espace où les éléments conjonctifs sont moins nombreux; c'est là que cheminent les vaisseaux nourriciers, les lymphatiques et les nerfs. Les granulations pigmentaires occupent cette région, elles sont assez développées pour former une assise presque continue, mais irrégulière dans son épaisseur.

Suivons maintenant le passage du sang au travers des différentes cavités cardiaques.

L'oreillette gauche se contracte la première et envoie son sang artériel jusque dans les dernières vacuoles ventriculaires, puis l'oreillette droite chasse le sang noir qu'elle contient dans les vacuoles plus grandes et dans la lumière centrale du ventricule. Celui-ci entre en systole, le début de la contraction met en mouvement précisément le sang qui se trouve au centre, et sous cette énergique pression il se dirige vers l'orifice bulbaire; là le courant sanguin rencontre le bord libre de la cloison bulbaire et se divise en deux courants. Le courant de la rampe droite vient frapper la valvule aortique (valvule de Brücke) et ne peut aller plus loin; le courant de la rampe gauche, trouvant les deux orifices pulmo-cutanés libres, s'y engage avec force. Aussitôt remplis, ces canaux sont oblitérés par la cloison bulbaire dont le bord antérieur vient en contact de la paroi du bulbe, phénomène dû à sa contraction. Il en résulte que la rampe gauche est oblitérée, tandis que la rampe droite s'ouvre plus largement pour laisser passer le sang artériel; ce sang artériel que nous avons laissé dans les vacuoles plus grandes, venant ainsi remplacer le sang veineux au fur et à mesure de sa progression. Le ventricule, à la fin de la systole, ne contient donc plus que du sang artériel, qui est poussé doucement par la fin de la contraction systolique ; il trouve libre la rampe droite bulbaire et s'y engage; c'est alors que le bulbe ferme ses valvules semi-lunaires et se contracte.

La valvule aortique, par suite de l'augmentation de diamètre du bulbe, laisse passer la faible quantité de sang noir engagée dans la rampe droite et le dirige vers la crosse aortique gauche; à ce moment, le bulbe contient presque uniquement du sang rouge dans sa cavité. Ce sang est destiné aux deux aortes et aux deux troncs carotico-linguaux.

Si nous avons traité ce point chez les Batraciens, c'est afin de nous appuyer sur l'histologie et la physiologie, pour exposer plus facilement la nutrition intime de l'organe central de la circulation.

Il résulte tout d'abord :

1° Qu'une même cavité ventriculaire, à l'aide d'un système vacuolaire, peut contenir deux sangs de nature différente, sans qu'il y ait mélange; et que, à l'aide d'un dispositif de valvules et de cloisons, ces deux sangs se trouvent respectivement dirigés par une contraction unique, l'un vers les organes de l'hématose, l'autre dans la circulation générale.

2° Que la couche périphérique du ventricule, en rapport avec les petites vacuoles, se trouve en contact prolongé avec le sang rouge; condition favorable à l'hématose d'une région privée de vaisseaux nourriciers.

Nous arrivons maintenant à l'étude des vaisseaux coronaires chez les Batraciens.

Artère coronaire. — Le cœur des Batraciens est généralement regardé comme une éponge vasculaire, privée de vaisseaux propres, et pouvant suffire lui-même à son hématose, par simple imbibition.

Cuvier et Milne Edwards s'expriment dans ce sens. Cependant, en 1855 Hyrtl (1) décrit une artère coronaire prenant naissance sur la carotide droite.

Ecker (2), en 1881, mentionne les travaux de Hyrtl. En reprenant cette étude chez les Batraciens, j'ai pu, à l'aide de la technique moderne, arriver à des résultats différents (3).

Deux méthodes se complétant bien l'une par l'autre : les injections à la gélatine carminée d'un côté, les coupes en séries de l'autre, m'ont conduit à reconnaître chez ces animaux l'existence d'un réseau d'artères coronaires. C'est sur la Rana esculenta presque exclusivement que j'ai fait ces recherches.

Les injections étaient poussées chez des sujets saignés à blanc par l'ouverture de l'aorte abdominale commune. Afin de ne pas injecter le système veineux, une ligature était posée sur les oreillettes ; cette même précaution était prise sur les arcs du bulbe, pour éviter la pénétration du système artériel. Dans ces conditions, la canule de la seringue étant introduite dans le ventricule, on voit apparaître un réseau sanguin qui demande une description détaillée.

Par sa face postérieure, le cœur montre, au niveau du sillon de Haller, entre le bulbe et le ventricule, un vaisseau qui se dirige obliquement de bas en haut, de dedans en dehors, vers le côté droit du bulbe (fig. 14), abandonnant là une branche pour la face postérieure du bulbe et la région correspondante de l'oreillette. Puis le vaisseau contourne le bulbe sur sa face droite, arrive à la face antérieure et se divise en trois branches : l'une, la plus impor-

(1) Hyrtl. *Ueber die Selbststeurung der Herzens*. Wien, 1855, p. 15.

(2) Ecker. *Anatomie des Fraschcs*. Braunschweig, 1881, 2 Abth, p. 66 et 97.

(3) H. Martin. Sur la vascularisation du muscle cardiaque chez la grenouille. Communication à la *Société de biologie*, 15 juillet 1893.

tante, suit la face antérieure du bulbe (fig. 15) ; la seconde prend d'abord la même direction, puis oblique à gauche pour se répandre sur l'oreillette ; la dernière, plus courte, se dirige vers la base du ventricule. Ces deux dernières branches contribuent à la vascularisation du ventricule, et on peut suivre, sur un trajet de deux millimètres, les fins capillaires qui nourrissent cette région.

Hyrtl, tout en donnant une origine bien différente à la coronaire

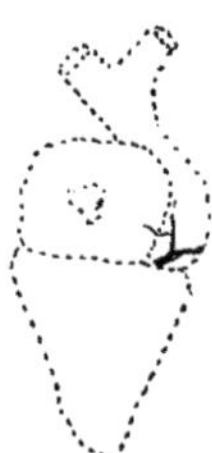

Fig. 14. — *Rana esculenta*. Cœur, face postérieure. Origine apparente de l'artère coronaire.

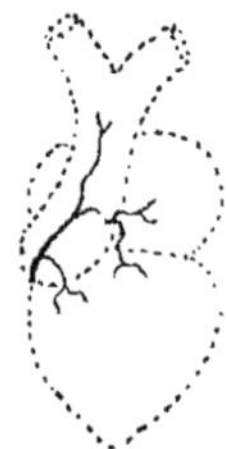

Fig. 15. — *Rana esculenta*. Cœur, face antérieure. Distribution superficielle de l'artère coronaire.

des Batraciens, n'a pas vu les ramifications ventriculaires ; il décrit seulement des capillaires bulbaires, mais nie l'existence des capillaires ventriculaires. C'est d'autant plus étonnant, qu'au simple examen de la coupe, sans l'aide des injections, ces capillaires sont parfaitement visibles.

Je ne veux pas conclure de là que chez tous les Batraciens il en soit de même ; bien au contraire, puisque chez les Pérennibranches, l'artère coronaire a une origine extracardiaque. Mais je ne me rangerai pas aux conclusionsde Hyrtl, en ce qui concerne les Anoures.

L'origine apparente de ce vaisseau, telle que nous l'avons

donnée, devait être vérifiée par la recherche de l'origine réelle. Dans ce but, j'ai employé la technique indiquée page 32. Afin que la masse à injection ne puisse pénétrer dans l'artère de Hyrtl, je plaçais une ligature sur le bulbe, le plus près possible de l'origine de ce petit vaisseau.

Dans ces conditions, l'injection poussée sous le bulbe ne pénétrait pas dans l'artère de Hyrtl, et cependant les vaisseaux nourriciers du cœur se remplissaient de gélatine. Sur les coupe sériées, on voit plonger l'artère coronaire entre la paroi du ventricule et la paroi gauche du bulbe, et communiquer avec la lumière ventriculaire.

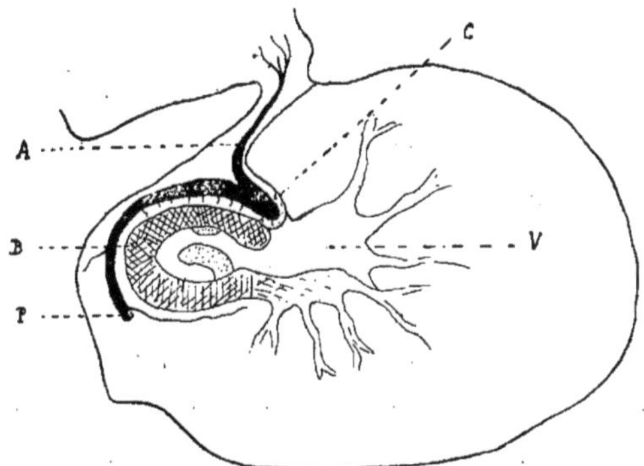

FIG. 16. — *Rana esculenta.* Coupe transversale de la région bulbo-ventriculaire du cœur.

C. Origine de la coronaire. — V. Espace central du ventricule. — B. Bulbe s'ouvrant dans le ventricule. — A. Branche auriculaire. — P. Tronc principal de la coronaire contournant le bulbe et devenant antérieur.

La paroi spongieuse du ventricule n'est pas figurée.

La figure 16 représente plusieurs coupes superposées prises au point d'origine de l'artère coronaire.

L'ouverture de cette artère est munie d'une valvule ou plus

exactement de faisceaux trabéculaires très rapprochés et disposés en travers de l'orifice. Ces faisceaux peuvent vraisemblablement s'opposer à un retour du sang.

Non loin de son origine, deux systèmes de capillaires vont se rendre l'un à la valvule auriculo-ventriculaire, l'autre au bulbe près de son ouverture (fig. 16, P). Il existe même de fins capillaires qui pénètrent profondément dans le muscle ventriculaire, et qui cheminent entre les fibres des faisceaux. Mais les plus importants capillaires sont destinés au bulbe, ils se détachent de la branche principale P, de la concavité, et dans un trajet très court abordent perpendiculairement la couche musculaire, qui, en ce point, commence déjà à avoir des fibres striées.

La branche A (fig. 16) est destinée aux oreillettes.

En suivant les coupes au-dessous de cette région on voit le tronc principal émettre les branches représentées dans la figure 15, et les vaisseaux coupés, dont la lumière est comblée de gélatine carminée, ne peuvent se retrouver au delà du quart de la base ventriculaire (1).

Je pense que l'on peut désigner ce vaisseau sous le nom : *Artère coronaire du bulbe.*

Autre vaisseau a signaler. — Il existe encore un autre vaisseau nourricier du bulbe.

(1) H. Martin. Communication à la *Société de biologie*, 15 juillet 1893.

Cette étude repose sur quatre cœurs de *Rana esculenta*, coupés à la paraffine, dont toutes les coupes ont été montées.

Je me suis mis à l'abri des causes d'erreur que la gélatine pouvait donner par diffusion dans les lacunes, en m'assurant que partout la structure des vaisseaux était manifeste et que l'endothélium des capillaires contenait, en plus de la masse colorée, des globules sanguins.

La lacune veineuse située à la face antérieure de la racine du bulbe, dans le sillon de Haller, n'était pas injectée.

Au-dessous de la bifurcation du bulbe, une coupe le montre constitué par six cavités correspondant à deux groupes de canaux placés par trois dans le plan antéro-postérieur. Le canal postérieur de chaque côté représente le tronc pulmo-cutané. Sur ce tronc du côté gauche, j'ai trouvé sur toutes les séries l'origine d'un vaisseau. Il prend naissance sur la paroi postérieure, près de la ligne médiane et reste dans cette paroi. Il n'est point visible à l'extérieur, son trajet est descendant, il se divise en trois branches qui se ramifient dans la couche musculaire striée du bulbe. Ses dernières ramifications finissent dans la région où commencent à se voir celles venues de la coronaire dans un trajet ascendant. Le nombre des coupes où ce système est visible peut faire estimer sa longueur à $1^{mm},5$.

Nous concluons donc que ce vaisseau contribue à la nutrition du bulbe, qu'il apparaît à la limite supérieure du tissu musculaire strié et que son trajet est descendant.

CONCLUSIONS

De la description précédente il résulte que chez les Batraciens anoures :

1° Les oreillettes, la base du ventricule et le bulbe sont nourris par une artère coronaire issue du ventricule.

2° Le ventricule dans les trois quarts inférieurs ne reçoit aucun capillaire. Cette portion correspond justement à une région où les vacuoles périphériques sont superficielles et très nombreuses.

Le sang artériel qui occupe ces cavités pendant la diastole et le début de la systole, suffit à la nutrition du muscle par imbibition.

Pour définir cette nutrition, on ne peut employer une expression plus juste que celle donnée par M. Ranvier : « le cœur de la Grenouille est une éponge vasculaire », cependant nous croyons pouvoir ajouter, que dans les régions signalées comme peu ou pas spongieuses, il existe des vaisseaux.

3° Il me semble qu'on peut regarder l'artère de Hyrtl comme une artère du péricarde, ne fournissant aucune branche au cœur. En effet, sur un cœur lié à sa base, l'injection étant poussée dans le bulbe, aucune branche de la coronaire n'était pénétrée, alors que l'artère de Hyrtl l'était très nettement.

Circulation cardiaque chez les larves des Batraciens.

Le cœur des larves des Batraciens est dépourvu de vaisseaux coronaires, ce n'est qu'à une période fort éloignée de l'éclosion qu'il est possible d'en trouver les premières traces. Mais avant de décrire cet état circulatoire, je retracerai le développement du cœur chez ces animaux.

D'après Rückert, Mayer et Rabl, le cœur débute par un amas irrégulier de cellules, situé dans la région céphalique en avant de l'intestin primitif, et au niveau des ventouses ventrales. Cette masse cellulaire se creuse d'un certain nombre de cavités, qui, en se confondant, déterminent la cavité cardiaque (1).

L'origine des cellules cardiaques primitives est interprétée différemment; pour les uns, elle procède de l'endoderme, pour les autres du mésoderme, Rückert même les regarde comme provenant des deux feuillets. Cette ébauche cardiaque, apparue vers le huitième jour qui suit la fécondation (2), se transforme rapidement en un tube.

La figure 17 représente une coupe longitudinale d'une larve de

(1) HERTWIG. *Embryologie.* Traduction, 1891, p. 168.

(2) Il est très difficile d'évaluer en jours les stades larvaires des Batraciens élevés en captivité. Les conditions de milieu étant changées, on peut observer des écarts considérables dans l'accroissement.

J'ai observé un Têtard privé de nourriture, rester près d'un mois sans changer de taille d'une façon appréciable.

Rana agilis ; on voit le cœur (c) faire saillie dans la partie supérieure du cœlome (P), future cavité péricardique. A ce stade le cœur comprend deux feuillets; l'un formé de cellules endothéliales (E), l'autre de cellules musculaires embryonnaires (c). Cette

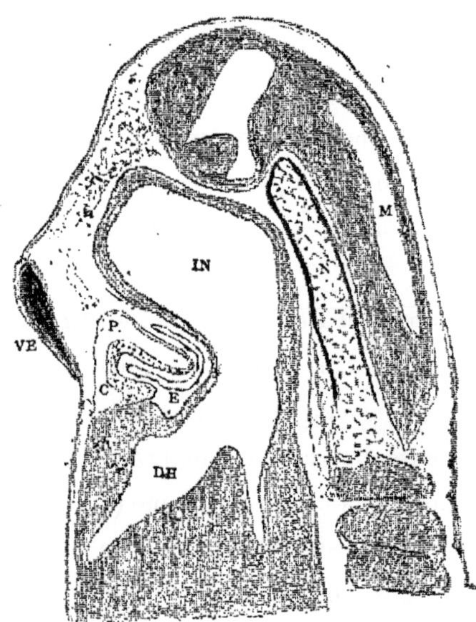

Fig. 17. — *Têtard de Rana agilis*, vers le huitième jour. Coupe verticale. VE. Ventouse. — M. Moelle épinière. — IN. Intestin céphalique. — DH. Diverticule hépatique. — P. Péricarde. — C. Couche externe du cœur. — E. Endothélium.

couche cardiaque dans sa partie inférieure est en continuité directe avec la paroi supérieure du diverticule hépatique (DH) ; Rabl (1) qui a étudié cette question chez la *Salamandra maculosa* décrit un mésentère cardiaque ventral, qui réunit le cœur à la paroi du

(1) Carl Rabl. Ueber die Bildung des Herzens der Amphibien. *Morphologisches Jahrbuch*, t. XII.

corps. Je n'ai pu le retrouver sur les coupes d'embryon de la Rana agilis.

L'endothélium (E) se forme vraisemblablement sur place par différenciation des cellules centrales de l'amas primitif.

Pour Van Bambeke (1) le cœur est situé, à son origine, en avant du foie, précisément à l'endroit qui correspond à la fossette sous-

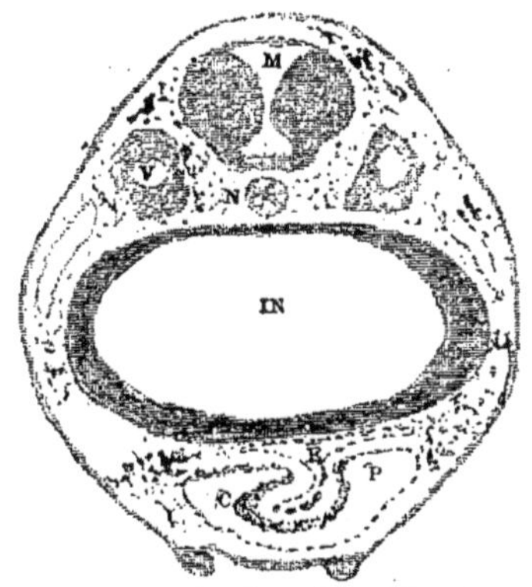

Fig. 18. — Coupe transversale du même Têtard représenté fig. 17. Mêmes lettres.

N. Notocorde. — V. Vésicule auditive.

buccale. Il naît de la lame abdominale et forme d'abord un épaississement cylindroïde.

Au stade où nous l'avons représenté à la figure 18, on voit le cœur émettre deux prolongements latéraux appartenant à l'endothélium, cette formation représente un arc aortique se rendant aux branchies externes. Ces arcs apparaissent successivement et sont au nombre de trois.

L'origine unique du cœur des Batraciens offre donc une parti-

(1) Van Bambeke. *Mémoires Académie royale Belgique*, 1867-1870, t. XXXIV.

cularité intéressante; ce processus se retrouve encore, d'après Hertwig, chez les Ganoïdes, les Cyclostomes et les Sélaciens, tandis que chez les autres Vertébrés existe primitivement une dualité cardiaque.

La figure 19 représente une coupe prise sur un individu plus âgé, les branchies externes sont résorbées; elles sont remplacées

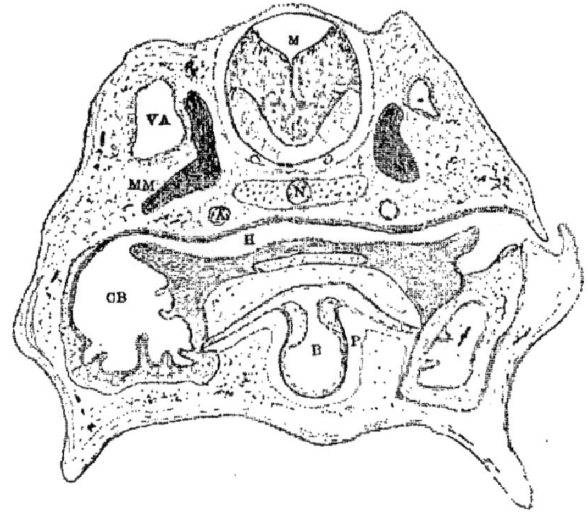

FIG. 19. — *Têtard de Rana agilis.* (Stade des branchies internes.) Coupe transversale.

M. Moelle. — VA. Vésicule auditive. — MM. Masses musculaires latérales. — N. Notocorde. — A. Aorte. — H. Pharynx. — CB. Chambre branchiale. — P. Péricarde. — B. Bulbe.

par les branchies internes, qu'on peut voir en CB tapissant la cavité de la chambre branchiale. Le cœur est coupé dans sa région supérieure, et montre seulement la coupe du bulbe (B). Celui-ci se continue par un arc branchial, mais en suivant les coupes on en trouverait en réalité trois accolés. Au point d'émergence des arcs branchiaux, on voit de chaque côté sur les parois du bulbe deux saillies formant une valvule et s'opposant au retour du sang chassé dans l'appareil branchial. La valvule droite se continue avec un repli situé dans presque toute l'étendue du bulbe. C'est là le début de la cloison et de la valvule de Brücke, que nous avons signalées page 40. Il est intéressant de constater que ces organes se forment au point d'origine des arcs branchiaux et que leur croissance marche vers le cœur.

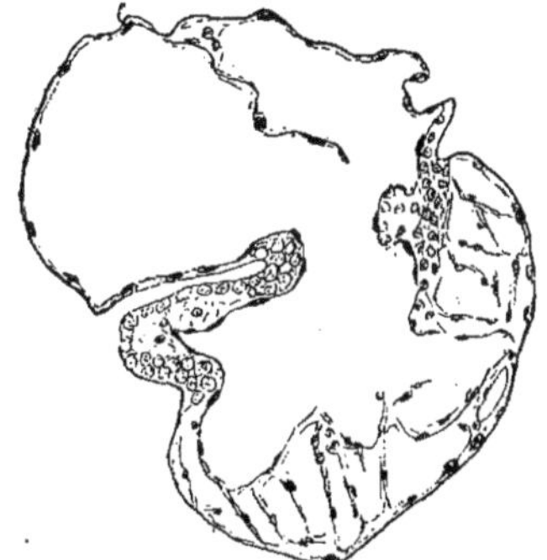

FIG. 20. — *Têtard de Rana agilis.* Coupe verticale du cœur vers le vingtième jour après la ponte.

A cette époque on ne trouve encore aucune trace de vaisseaux coronaires. La nutrition se fait par imbibition. Le cœur possède encore des parois extrêmement minces, et les cellules musculaires sont en voie d'allongement.

Vers la moitié de la vie aquatique, le tissu spongieux du ventricule s'accentue (fig. 20). Des colonnes endothéliales se détachent de la paroi ventriculaire, laissant un vide derrière elles, mais on ne trouve pas encore de cellules musculaires entrant dans la constitution de ces travées. La paroi cardiaque s'épaissit beaucoup au niveau du sillon auriculo-ventriculaire ; là, en effet, on voit un travail cellulaire très actif.

Pour trouver la trace des premiers vaisseaux coronaires, il faut arriver à un stade déjà très avancé. Je les ai rencontrés pour la première fois sur un têtard de Rana agilis, au moment où les deux pattes postérieures deviennent libres. Ce tétard mesurait de la tête à la queue 42 millimètres et la région la plus large de son corps était de 11 millimètres.

La figure 22 est une coupe prise sur une larve ue cet âge ; bien

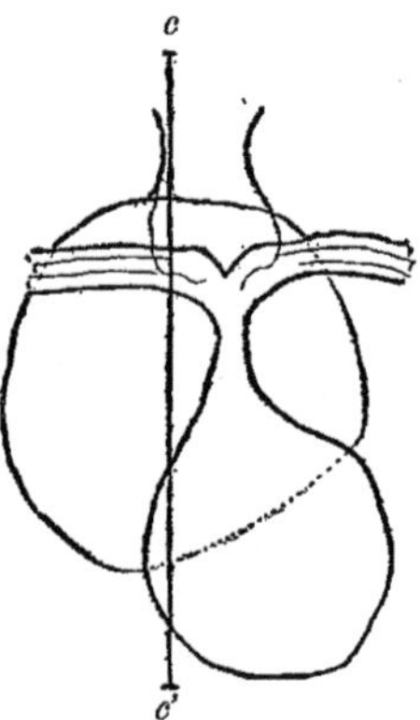

FIG. 21. — *Têtard de Rana agilis.* Schéma du cœur au stade d'apparition des pattes postérieures.

c c'. Plan par lequel passe la coupe représentée dans la figure 22.

qu'un peu confuse à première vue, elle est cependant la reproduction exacte donnée par la chambre claire. Cette coupe (fig. 21, *c c'*) offre un intérêt particulier à notre sujet et elle demande quelques éclaircissements : le plan par lequel elle passerait est antéro postérieur et vertical, les coupes commençant par la partie latérale externe droite. Sur la figure 22, il faut se représenter la larve couchée sur sa face ventrale, la tête à droite.

En A, on voit l'épithélium de la cavité pharyngienne décollé artificiellement de sa couche conjonctive B. Le cartilage hyoïdien est coupé en C, et un de ses muscles moteurs est intéressé en D. L'oreillette étant située à droite chez les jeunes Batraciens, on

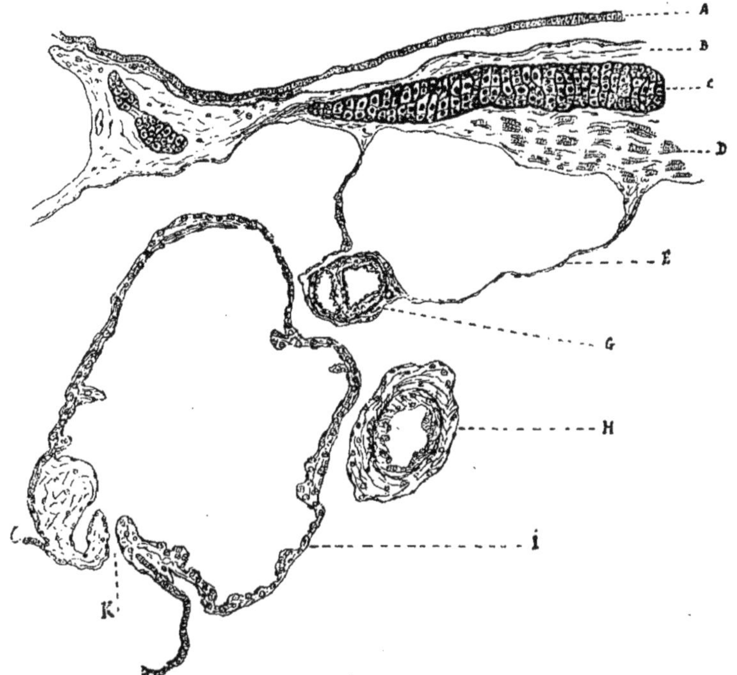

Fig. 22. — *Têtard de Rana agilis* au stade d'apparition des pattes postérieures. Coupe antéro-postérieure et verticale, passant dans le segment droit.

A. Épithélium pharyngien. — B. Tissu conjonctif. — C. Cartilage hyoïdien. — D. Muscle hyoïdien. — E. Membrane celluleuse. — G. Arcs du bulbe. — H. Ventricule. — I. Oreillette. — K. Valvule et orifice de l'oreillette communiquant en ce point avec le sinus veineux.

comprend que sur cette coupe elle occupe un volume considérable (I); elle communique, en K, avec le sinus veineux, et en ce point se trouve une valvule très développée.

Le ventricule, au contraire (H), appartenant à une région plus médiane et surtout plus à gauche, ne figure que par un faible segment. Les arcs du bulbe aortique, en G, sont représentés là par deux cavités, mais sur les coupes plus externes ils seraient au nombre de trois, correspondant aux artères branchiales des Poissons.

Cette section transversale du bulbe nous intéresse particulièrement, et déjà on peut voir dans sa gaine la lumière d'un petit vaisseau représenté plus nettement dans la figure 23 (C) prise sur la même coupe, mais à un grossissement beaucoup plus fort.

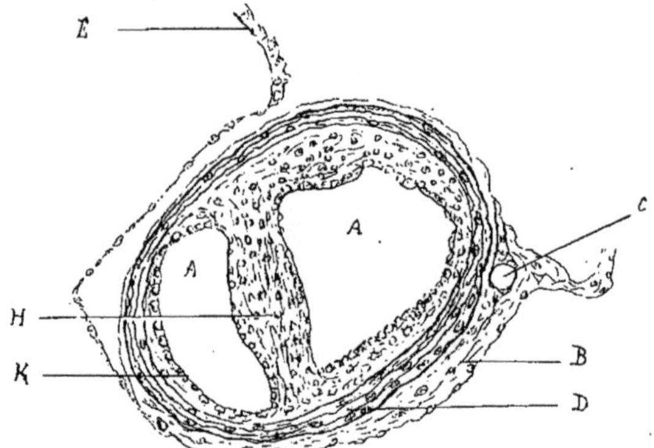

FIG. 23. — Coupe des arcs aortiques représentés en G, fig. 21. Grossissement.
AA. Cavités de deux arcs aortiques droits. — H. Cloison. — K. Endothélium. — D. Couche de cellules musculaires. — B. Gaine. — E. Repli cellulaire. — C. Artériole nourricière.

La couche musculaire D ne montre pas encore de fibres striées, on n'y trouve que des cellules musculaires embryonnaires, en voie de différenciation ; la couche est circulaire et ne semble pas pénétrer dans la cloison H. Cette cloison provient de la couche endothéliale, et dans son épaisseur on retrouve un tissu fibrillaire avec de nombreux noyaux, mais fixant moins l'hématoxyline que ceux de la couche musculaire. Le vaisseau (C) situé dans la gaine des arcs branchiaux est pour nous une artère coronaire analogue à celle qu'on rencontre chez les Poissons. Elle prend son origine sur un tronc plus volumineux, provenant directement des branchies et se distribuant dans le pharynx. Cette artériole suit la cloison cellulaire qui entoure les arcs aortiques et, arrivée au contact de ceux-ci, elle reste dans la gaine. Après avoir abordé perpendiculairement les arcs, elle se dirige en dedans vers le bulbe. Cette petite coronaire a la structure d'un capillaire, elle est réduite à un endothélium, son diamètre en ce point est assez large pour contenir deux globules sanguins.

La disposition est identique sur le segment gauche de l'animal. La masse des arcs bulbaires possède également un vaisseau de même origine. Il y a donc ici, comme chez les Élasmobranches, une double artère coronaire prenant naissance dans les branchies. Mais ce système doit être regardé comme l'ébauche d'un état définitif et plus complet, spécial aux Poissons.

Nous ne trouvons pas ici un réseau capillaire venant se répandre sur le ventricule, la vascularisation est limitée aux arcs et à une faible portion du bulbe.

Je n'ai pu suivre dans les stades ultérieurs l'apparition de la coronaire définitive, telle que je l'ai décrite chez la Rana esculenta (p. 44). Comptant reprendre cette étude dans la suite, je me suis arrêté simplement à ce résultat, qui me permettait d'apporter un fait nouveau à l'homologie de l'appareil circulatoire des Poissons et des larves de Batraciens.

CONCLUSIONS

1° Les larves des Batraciens anoures montrent l'ébauche de deux artères coronaires, au stade d'apparition des pattes postérieures.

2° Ces vaisseaux prennent naissance au niveau de l'appareil branchial. Ils ont donc une origine extracardiaque. Cette disposition est identique à celle des Poissons.

3° Ce système coronaire n'est que transitoire ; il disparaîtra et sera remplacé par une véritable coronaire, dont nous n'avons pas suivi le développement, mais qu'il faut chercher au moment où le têtard est sur le point de quitter la vie aquatique.

CHAPITRE III

Dans ce chapitre, deux sujets d'embryologie, en apparence différents, seront traités : l'un touchant le développement du cœur, l'autre celui des vaisseaux.

Afin de donner un trait d'union immédiat à ces deux points, nous dirons, avec les embryologistes : le cœur est un *vaisseau* contourné, dont la structure s'est compliquée.

Rien n'empêche donc de regarder les artères coronaires comme des *vasa-vasorum*.

Si j'ai été obligé d'exposer brièvement, dans ses caractères essentiels, l'évolution cardiaque chez les Mammifères, c'est afin de pouvoir donner quelques détails plus spéciaux sur certaines régions, où évolueront les artères coronaires, et de faire entrer dans ce cadre quelques particularités que j'ai crues dignes d'intérêt.

Les différentes théories données sur le développement des vaisseaux ont été passées en revue, et on verra à laquelle de ces opinions il est possible de se rallier, en ce qui concerne le cas particulier des artères coronaires.

Sur quelques points du développement du cœur chez les Mammifères.

Nous avons vu le cœur, chez les Batraciens et certains Poissons, se former sur la ligne médiane par un bourgeon unique, aux dépens de l'intestin.

Premier stade. — Il en est tout autrement chez les autres Vertébrés, car la fermeture de l'intestin céphalique est postérieure à la première ébauche cardiaque. En d'autres termes, les amas cellulaires qui représentent, de chaque côté, le premier rudiment du tube cardiaque sont situés à la base des deux lames splanchniques ; celles-ci, en se rapprochant de la ligne médiane ventrale, entraînent dans leur mouvement les deux tubes cardiaques. La réunion des unes détermine la fusion des autres. L'origine du cœur, dans ce cas, est donc *double* ; c'est aux belles recherches de Dareste que nous devons cette découverte (1).

Nous passerons rapidement sur ces premières phases qu'il est facile de comprendre en examinant les figures du traité d'Hertwig (p. 486), et plus particulièrement encore les planches de l'Atlas d'embryologie de M. Mathias-Duval.

Cette première ébauche cardiaque répond au huitième jour chez le lapin (Hertwig).

(1) Dareste. *Comptes rendus de l'Académie*, 1865, t. LX, p. 746.
Dareste. *Production artificielle des monstruosités*, 1877, p. 160.

Deuxième stade. — Dans la phase suivante, le tube cardiaque commence à se renfler, son extrémité supérieure se continue par un vaisseau impair, qui se divise ensuite en deux branches, au niveau du premier arc branchial. Ces deux branches se réunissent à la face dorsale de l'intestin, formant ainsi un conduit unique, qui gagnera l'extrémité inférieure de l'embryon ; là le vaisseau se termine par deux rameaux qui constituent les artères omphalo-mésentériques.

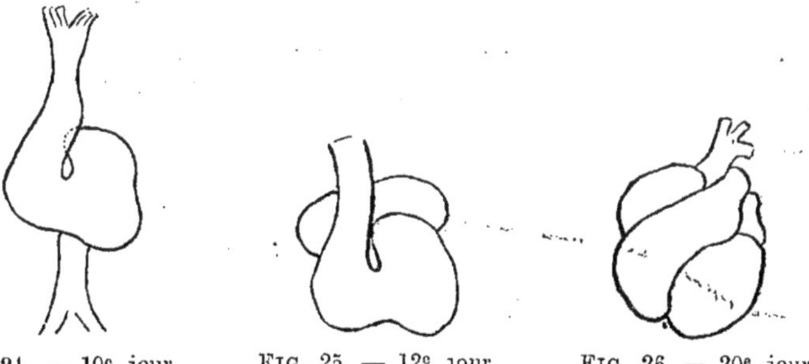

Fig. 24. — 10e jour. Fig. 25. — 12e jour. Fig. 26. — 20e jour.
Cœur de l'embryon de lapin.

L'extrémité inférieure du tube cardiaque se continue de même par les veines omphalo-mésentériques.

Troisième stade. — Logé à l'intérieur d'un prolongement du cœlome, dans la région cervicale, le tube s'allonge et augmente de volume. La cavité, trop petite pour le contenir, l'oblige à s'infléchir, il prend alors la forme d'un S. Son extrémité veineuse, dirigée en bas, est en arrière et à gauche ; son extrémité artérielle, dirigée en haut, est en avant et à droite.

Peu de temps après, la portion artérielle est projetée en avant, le cœur se trouve redressé, et occupe un plan presque horizontal.

Quatrième stade. — Entre la portion veineuse et la portion artérielle, qui bientôt se transformeront en oreillette et ventricule, se dessine extérieurement un rétrécissement appelé *canal auriculaire :* c'est le début du conduit auriculo-ventriculaire.

L'oreillette fait alors son apparition ; elle croît sous forme de deux renflements latéraux, aux dépens de la portion veineuse du cœur. Ces diverticules ne sont autre chose que les *auricules*, elles sont placées de chaque côté du bulbe, au-dessus et en contact de la portion ventriculaire. Le ventricule subit de profondes modifications ; on décrit généralement un sillon vertical qui se propage sur les deux faces, indiquant la séparation des deux ventricules.

Mais ici, on peut faire remarquer que la description donnée par les auteurs n'est pas exactement en rapport avec les figures qui accompagnent le texte.

Le bulbe, qui est en continuité du ventricule, lui est en même temps accolé; comment peut-on s'expliquer que le sillon ventriculaire apparaisse aux dépens du ventricule? Il faudrait admettre alors la formation de trois cavités situées dans le plan transversal : les deux ventricules et le bulbe.

Il semble plus en accord avec les faits que le ventricule droit n'est que la portion inférieure du bulbe qui communique avec le ventricule primitif. Le sillon interventriculaire, qu'il est déjà facile de voir sur un cœur de lapin de 12 jours, serait simplement le contact bulbo-ventriculaire, mais qui profondément répondrait au début d'un cloisonnement.

En admettant que la région inférieure du bulbe devienne le ventricule droit, celle-ci se renfle et se continue directement avec la portion supérieure, qui devient le *tronc artériel.* Un léger étranglement apparaît alors entre le tronc artériel et le ventricule, il porte le nom de *détroit de Haller*. C'est là que les valvules sigmoïdes se développeront plus tard. L'oreillette, primitivement unique, se cloisonne vers le douzième jour (embryon de lapin). A la face interne de la cloison postérieure et supérieure, apparaît un bourrelet vertical, première ébauche de la cloison. L'oreillette droite, sur les coupes, semble divisée elle-même en deux chambres, mais la cavité supérieure n'est que l'orifice du sinus veineux.

La cloison interauriculaire se développe d'arrière en avant et de haut en bas, tout en ménageant un orifice, le *trou de Botal*. Le bourrelet septal vient intéresser l'orifice auriculo-ventriculaire commun et se soude dans le plan antéro-postérieur, par son bord inférieur, aux deux lèvres de l'orifice ; ce conduit, primitivement unique, est maintenant dédoublé, d'où formation d'un orifice auriculo-ventriculaire droit et d'un gauche.

D'après Hertwig, « la séparation du ventricule se fait par une cloison dont le bord libre dirigé en haut se développe du côté du bulbe et de l'orifice auriculo-ventriculaire commun. Peu à peu le bulbe se reporte de plus en plus vers la droite et finit par occuper une position telle que la cloison interventriculaire en se développant coupe l'orifice en deux parties égales et se soude avec lui sur la face opposée à l'insertion de la cloison interauriculaire », quinzième jour (embryon de lapin).

Le tronc aortique commun s'aplatit ; sa cavité, suivant l'expression de Kölliker, s'étire transversalement, devient fusiforme ; ce processus débute par deux épaississements linéaires qui dans toute la hauteur vont à la rencontre l'un de l'autre puis se soudent. Cette division interne correspond extérieurement à un sillon longitudinal.

Ce cloisonnement est indépendant de la cloison interventriculaire, il chemine de haut en bas, pénètre dans la cavité du ventricule et s'unit avec la cloison. A partir de ce moment, les deux ventricules ne communiquent plus ensemble.

Avant la division du tronc aortique, se forment les valvules sigmoïdes; elles débutent, suivant Gegenbaur, par une formation de tissu muqueux recouvert d'endothélium. Au niveau du détroit de Haller, elles sont primitivement au nombre de quatre, la division de deux d'entre elles porte leur nombre à six, lorsque le cloisonnement du tronc commun aortique s'est effectué.

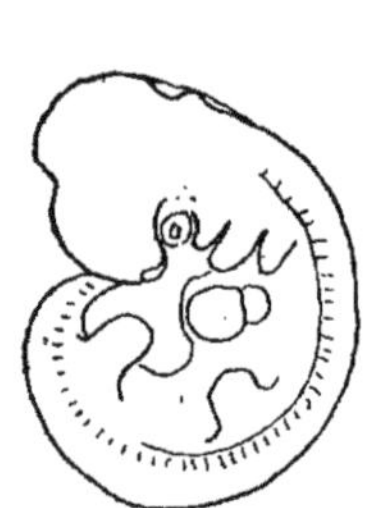
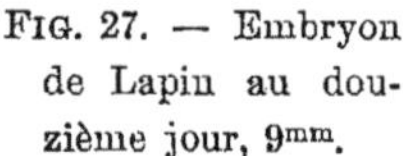

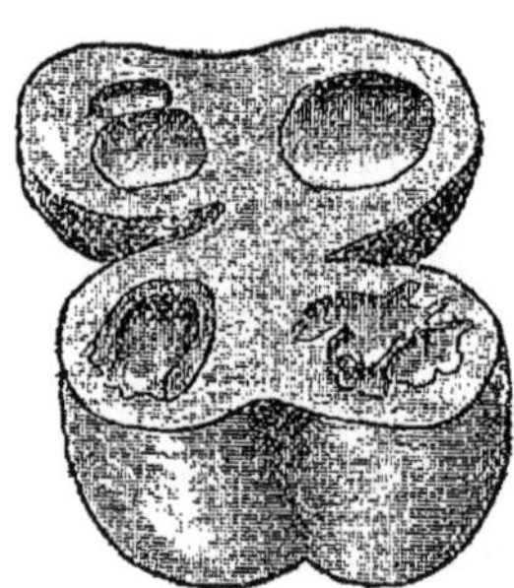

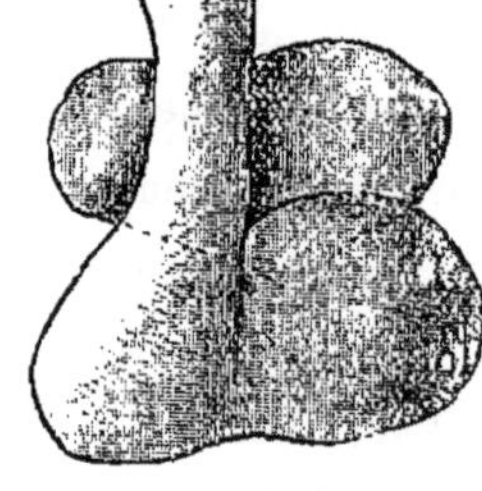

FIG. 27. — Embryon de Lapin au douzième jour, 9mm.

FIG. 28 et 29. — Cœur de l'embryon de Lapin au douzième jour.

Les deux segments (fig. 28 et 29) résultent d'une coupe oblique d'arrière en avant et de haut en bas (figure reconstituée).

BOURGEONS PÉRICARDIQUES. — Dans cet exposé très rapide du développement du cœur, plusieurs régions ont été négligées à dessein, car nous aurions été entraîné beaucoup trop en dehors de notre cadre. Mais il est un point sur lequel je reviendrai, car il offre un véritable intérêt. Sur la figure 30, représentant la coupe verticale du cœur d'un embryon de Lapin au douzième jour, on voit en SBA un sillon entre l'oreillette OD et le bulbe R ; ce point est le siège d'un processus particulier. La figure 31 représente à un grossissement beaucoup plus fort cette même région.

Le péricarde viscéral PV montre principalement sur la paroi

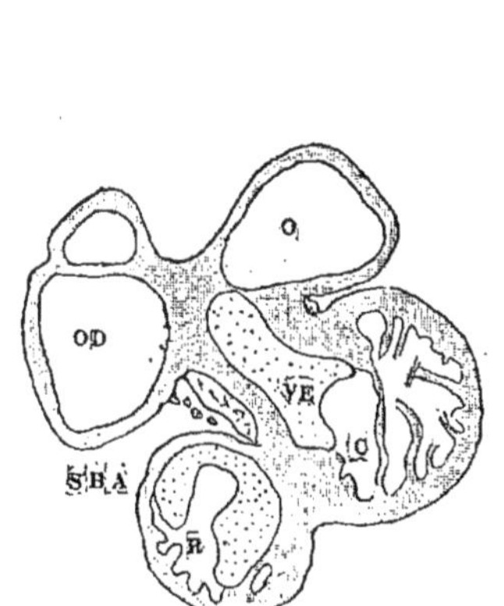

FIG. 30. Cœur d'embryon de Lapin au douzième jour. Coupe verticale. Grossissement 32 diamètres.

OD. Oreillette droite. — O. Oreillette gauche. — VE. Région de l'orifice auriculo-ventriculaire. — C. Cavité du ventricule gauche. — R. Bulbe aortique. — SBA. Sillon bulbo-auriculaire.

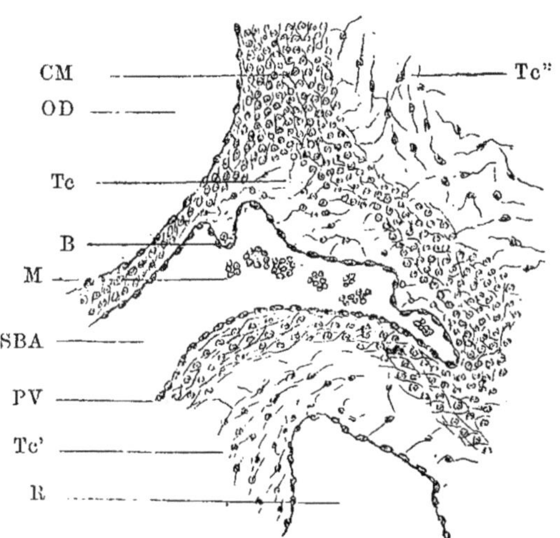

FIG. 31. — Même embryon que fig. 30. Région bulbo-auriculaire à un grossissement de 130 diamètres.

CM. Couche musculaire. — Tc, Tc', Tc''. Tissu conjonctif. — B. Bourgeon péricardique. — M. Cellules migratrices. — PV. Péricarde viscéral.

Les autres lettres comme fig. 30.

auriculaire un certain nombre de bourgeons, dont B en représente une coupe.

Ces évaginations sont formées aux dépens des cellules péricardiques, et sur une série de coupes on en trouve de détachées, libres dans ce sillon. Sectionnée transversalement, on pourrait prendre une évagination adhérente pour un vaisseau, mais en remontant à son origine, et en suivant son trajet, elle se continue avec le péricarde d'un côté et finit en cul-de-sac de l'autre. Dans ces bourgeons, sur aucune des coupes je n'ai pu trouver de globules sanguins.

Ces bourgeons s'étranglent et deviennent libres dans le sillon M, puis ils se désagrègent et les éléments tombent dans le fond du sillon.

Ces mêmes formations se retrouvent dans tout le sillon qui sépare les oreillettes du ventricule et du bulbe, mais à gauche elles sont moins accentuées (1).

La couche externe du cœur, dans le fond du sillon, n'est pas en rapport direct avec les cellules musculaires embryonnaires CM, elle en est séparée par un fin réseau de tissu conjonctif TC.

Si on examine ce même sillon deux jours plus tard (quatorzième jour) on le trouve comblé.

On ne peut guère s'expliquer cette modification qu'en admettant la participation de ces cellules à l'effacement du sillon. A cette seconde phase, il n'y a plus ni évagination, ni cellules libres ; elles semblent avoir trouvé leur destination, et il ne s'en produit pas de nouvelles dans cette région.

Il se passe en ce point des phénomènes curieux : le péricarde viscéral est recouvert, dans le sillon, par des éléments péricardiques migrateurs (fig. 31, M) ; le feuillet primitivement superficiel

(1) Sur les préparations que le Dr Laguesse, professeur agrégé à la Faculté de Lille, m'a communiquées, j'ai pu relever le même processus chez un embryon de mouton de 4 millimètres.

est masqué puis disparaît; il est régénéré en tant que péricarde par les nouveaux éléments.

Entre le quatorzième et le quinzième jour où se passent chez le lapin ces phénomènes, on voit encore apparaître dans le nouveau tissu de ce sillon une veine de fort calibre (fig. 32, V). En la suivant sur les coupes, on la voit se jeter dans l'oreillette droite à

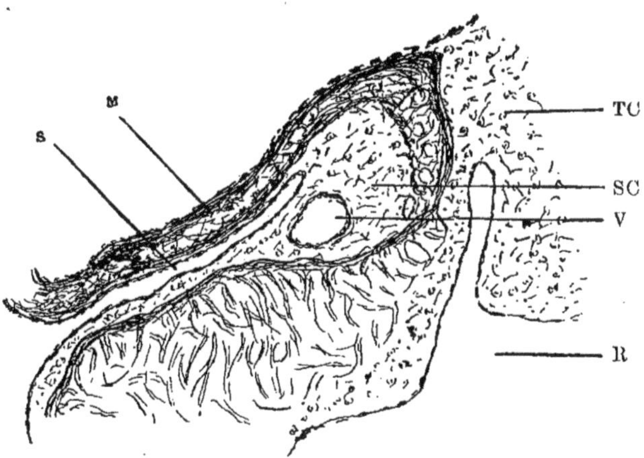

FIG. 32. — Même région cardiaque que dans la figure 31, entre le quatorzième et le quinzième jour ; 110 diamètres.

M. Couche musculaire. — S. Sillon auriculo-ventriculaire. — TC. Tissu conjonctif. — SC. Sillon comblé. — V. Veine coronaire. — R. Cavité sur la limite du bulbe et du ventricule droit.

la face postérieure. On ne peut donc prendre ce vaisseau pour une artère.

Par quel processus cette veine se développe-t-elle ? Je l'ignore. Mais puisque les veines croissent sur place, on peut songer que les éléments formatifs de cette veine ne sont pas complètement étrangers aux cellules migratrices signalées précédemment.

Peut-on comparer ces bourgeons à des vaisseaux? Je ne le crois pas : car des vaisseaux, fussent-ils même embryonnaires, ne se désagrégeraient pas.

De plus, la lumière apparente de ces bourgeons vue à la coupe ne se continue ni avec la cavité d'un vaisseau ni avec le cœur.

Au contraire, je pense que ces bourgeons cellulaires :

1° Sont destinés à combler le sillon bulbo-auriculaire et auriculo-ventriculaire;

2° Que les cellules des bourgeons deviennent libres, *migratrices* dans la cavité péricardique, et vont se *greffer* sur les éléments qui tapissent les dépressions ci-dessus désignées.

3° A un stade plus avancé le sillon a presque disparu et on trouve à sa place un réseau à mailles larges, où un système veineux est en voie de développement.

Les renseignements que j'ai pu recueillir dans les auteurs sur ces formations, sont peu nombreux et toutefois je ne suis pas persuadé de leur homologie.

Kölliker (1) décrit des *villosités vasculaires du péricarde* sur les veines omphalo-mésentériques, tout près du cœur et de l'oreillette et aussi à la paroi postérieure de l'aorte primitive, mais peu développées. Lieberkühn (2) a vu à peu près la même disposition chez le Lapin.

Remak (3) sur l'embryon de Poulet a trouvé, à la surface externe du cœur et des gros vaisseaux, des sortes de villosités contenant des vaisseaux.

(1) Kölliker. *Embryologie*, traduction française, 1882, p. 956.

(2) Lieberkuehn. *Marb. Ber.*, janv. 1876, p. 5.

(3) Remak. Untersuch. über die Entwickl. der Wirbelth. Berlin, 1850-1855, p. 64, pl. VI, fig. 36-37.

Dans l'atlas d'embryologie du Poulet de M. Mathias-Duval, on peut retrouver des formations analogues.

Ainsi planche XXX, fig. 472, entre le ventricule et l'oreillette, on voit des franges faire hernie dans le sillon (Poulet, quatrième jour). Dans la planche XXXVIII, fig. 600 et 601, ce même sillon est comblé (septième jour).

Historique du développement des vaisseaux.

Le développement des vaisseaux a donné lieu à un grand nombre de travaux.

Je dépasserais le cadre que je me suis imposé si j'en donnais ici une analyse complète; ma tâche a été facilitée par l'exposé qu'en a fait M. RETTERER dans le *Dictionnaire Dechambre*, à l'article *Vaisseaux* (p. 332). Je renvoie à cet article pour tous les détails bibliographiques antérieurs, et je me contente d'en donner ici un résumé succinct; je signalerai d'autre part quelques travaux qui ont paru depuis cette époque.

Cette question qui depuis peu de temps est entrée dans une phase nouvelle, ne groupe pas encore tous les embryologistes dans une même opinion.

VON BAER (*loc. cit.*), dans une conception ingénieuse et bien rationnelle, pensait que les vaisseaux se formaient sous l'impulsion du cœur, et que le sang se frayait un passage à travers les éléments du mésoderme. Certaines de ces cellules mésodermiques, venant se grouper autour du courant sanguin, formaient la paroi. Reichert et Vogt partagèrent également cette opinion.

PRÉVOT et LEBERT (1) ne crurent pas à cette action mécanique du sang, mais pensèrent au contraire que les voies de la circulation se préparent toujours antérieurement au passage du sang.

Les vaisseaux se forment dans un feuillet particulier (p. 246), le

(1) PRÉVOT et LEBERT. *Ann. Sc. nat.*, 3e série, 1844, Zool., t. II, p. 222.

feuillet angioplastique, dont le cœur est le centre et le vaisseau terminal la limite périphérique. Les vaisseaux s'y forment par décollement de ses lamelles au moyen du sang dont les éléments y sont portés par absorption. Les premières anastomoses s'opèrent par des décollements latéraux, en forme d'éperons, qui finissent par se rencontrer et former de nouveaux canaux.

Remak, en 1855, fait provenir les vaisseaux de la portion périphérique du feuillet moyen. Ce sont des cylindres foncés, anastomosés en réseaux et constitués par une seule assise cellulaire. Ces cylindres, qui occupent au début le bord de l'aire germinative, se transforment en canaux. Pour Remak les vaisseaux sont des tubes intercellulaires.

Afanassieff (*loc. cit.*), en 1866, examine l'aire transparente et trouve des vaisseaux apparaissant sous forme de tubes creux.

Mais préalablement les cellules mésodermiques qui les constituent se creusent de vésicules, et se mettent en relation par des prolongements. Les globules sanguins se forment à l'intérieur des vésicules comme élaboration de la paroi.

His (*loc. cit.*), 1868, considère les vaisseaux comme se développant dans un *feuillet vasculaire* spécial, situé entre la lame intestinale et le feuillet interne. Avec cet auteur, on trouve des amas cellulaires d'abord pleins, puis creusés de cavités et pénétrés de globules sanguins par migration.

Les tubes endothéliaux pénétreraient avec le tissu conjonctif dans le corps de l'embryon.

Kölliker (1) admet également l'origine extra-embryonnaire des vaisseaux et leur accroissement centripète.

(1) Kölliker. *Embryologie*. Traduction française, 1882, p. 166.

La première production des vaisseaux est exclusivement localisée dans l'aire vasculaire et les parties adjacentes latérales et postérieures de l'aire transparente. C'est dans la couche profonde du mésoderme, dans la lame appelée fibro-intestinale que se fait cette production. Cet auteur décrit des ramifications et des réseaux appartenant aux *îlots de Wolff*. Des amas de cellules rondes, tantôt appliqués contre la paroi d'un vaisseau déjà praticable, tantôt situés dans le prolongement de l'axe du vaisseau, semblent en être la continuation.

Les premiers rudiments des vaisseaux sont des cordons compacts de cellules dans le mésoderme de l'aire vasculaire. A leur second stade de formation, ils se creusent d'un canal et représentent de simples tubes endothéliaux. Les parois contiennent des amas cellulaires ou *îles de sang*. Celles-ci devenues libres dans le vaisseau se transforment toutes en globules rouges.

Les îles de sang sont des épaississements de la paroi des vaisseaux.

KLEIN (*loc. cit.*), 1871. Certaines cellules du mésoderme se creusent d'une vacuole, le protoplasma est repoussé vers les parois, le noyau se divise et forme un revêtement à la paroi interne. Les globules sanguins apparaissent à l'intérieur de la vacuole, par prolifération de bourgeons qui se désagrègent. Le vaisseau vasculaire s'établit par des anastomoses entre les vacuoles. C'est la théorie *intra-cellulaire*.

GÖTTE (1873) fait naître les vaisseaux sanguins sous forme de simples lacunes dans le mésoderme et y fait arriver les globules par voie de migration des bords du bourrelet germinatif, les globules sanguins dérivant des sphères vitellines.

L'opinion de Götte était donc entièrement différente de celle de Klein.

Balfour, 1877 (*loc. cit.*), semble se rallier à la théorie intracellulaire. « Les vaisseaux, dit-il, sont creusés à l'intérieur de la substance protoplasmique des cellules. » Cet auteur décrit un réseau protoplasmique formé par les prolongements de cellules mésoblastiques; ses investigations vont même jusqu'à entrevoir les *points nodaux*, car il trouve des noyaux à l'origine des prolongements. Ces noyaux se transformeront en globules sanguins par multiplication, tandis que le protoplasma représentera la partie liquide du sang.

Greene, 1882 (*loc. cit.*). Les artères seraient au début des cordons de cellules embryonnaires. Les cellules axiales du cordon se creuseraient de vacuoles et formeraient le revêtement endothélial, tandis que les cellules externes en s'allongeant donneraient la couche musculaire.

Golubew, 1869 (*loc. cit.*), étudie le développement des capillaires. Ce sont au début des prolongements protoplasmiques en forme de pointes, qui se mettent en rapport avec d'autres prolongements. Pleins d'abord, ils se creusent et se transforment en canaux vasculaires.

Döllinger (1), cité par Vogt dans l'embryologie des Salmonés, admet que les capillaires n'ont pas de parois au début, que les globules du sang percent la matière animale, y pénètrent jusqu'à ce qu'ils rencontrent un vaisseau avec lequel ils se mettent en contact.

« Les vaisseaux embryonnaires ne sont que des vides qui

(1) Agassiz et Vogt. *Embryologie des Salmonés*, p. 207.

peuvent à chaque instant changer, et qui successivement apparaissent et disparaissent suivant que les globules avancent ou reculent dans leur cours. »

Arnold, 1871 (*loc. cit.*), étudia la régénération des vaisseaux dans la queue des Têtards. Le processus, suivant l'auteur, est celui de bourgeons qui débutent par un épaississement de la paroi.

Ces bourgeons sont constitués par une accumulation de granules protoplasmiques qui ne possèdent pas de noyaux au début de leur apparition. Le bourgeon se creuse d'un canal, les particules centrales sont emportées par le courant. La cavité du nouveau capillaire apparaît le plus souvent à l'endroit de son union avec le capillaire, quelquefois même au centre.

Ce mode de développement est encore retrouvé par le même auteur dans la cornée irritée expérimentalement : un bourgeon plein, qui se creuse d'une lumière, et formation d'une tunique adventice aux dépens du tissu conjonctif voisin.

Cette opinion devait être partagée par Ranvier qui étudia la même question sur le même animal. Bien que les détails histologiques donnés par Ranvier diffèrent de ceux d'Arnold, l'origine endothéliale des nouveaux vaisseaux n'en est pas moins acceptée par cet auteur.

Dans la rapide et bien incomplète revue que nous donnons sur cette question, nous ferons tenir une large place aux belles recherches de notre savant histologiste, dont les travaux ne sont même pas cités dans le traité d'embryologie d'Hertwig.

Ranvier (1) expose le développement des capillaires dans la

(1) Ranvier. *Traité technique d'histologie*, p. 471.
Ranvier. *Arch. de physiologie*, 1874, t. I, série II, 6e année, p. 429.

queue du Têtard. Ces capillaires présentent sur les parties latérales des pointes solides protoplasmiques, paraissant être une émanation de la paroi du capillaire. La base de la pointe est en rapport avec la cavité du capillaire, généralement elle présente une concavité avec des globules sanguins qui s'y engagent. Lorsque deux pointes, appartenant à deux capillaires différents, se rencontrent, elles se soudent. Alors les globules sanguins pénétrant par les deux bases font disparaître la région moyenne protoplasmique de la branche.

Ranvier et Eberth admettent que l'endothélium des capillaires ne s'étend pas dans les branches en voie de croissance. Stricker partage la même opinion et ne voit dans les capillaires embryonnaires que de simples tubes protoplasmiques dans lesquels la structure endothéliale se développe ultérieurement.

Chez les mammifères, Ranvier a trouvé des prolongements filiformes comme ceux de la queue du Têtard émanant de bourgeons vasculaires. Mais le processus ne se borne pas à cet état très simple ; car de nouveaux capillaires se produisent d'une façon indépendante des anciens.

Ranvier en reprenant les études de Knauff sur les *nodules lymphatiques* de l'épiploon du Lapin est arrivé à reconnaître en eux deux formations différentes, les unes vasculaires, les autres privées de vaisseaux. Il les désigne sous le nom de *taches laiteuses*.

Ces taches laiteuses sont constituées par une masse protoplasmique semblable à celle des éléments lymphatiques, par des cellules et des faisceaux connectifs, et d'autres éléments désignés sous le nom de *cellules vaso-formatives*. Ce sont ces dernières qui nous intéressent car elles forment les premiers rudiments des vaisseaux sanguins.

Pour trouver ces cellules vaso-formatives, il faut les rechercher sur de jeunes Lapins, l'adulte n'en possédant plus. Une tache laiteuse non vascularisée se présente dans ces conditions, constituée d'un réseau de branches cylindriques pleines, finement granuleuses, munies de noyaux allongés. Ce réseau n'est pas encore en continuité avec le système vasculaire général, bien qu'au milieu de ses éléments on trouve des globules rouges du sang. Ces globules sont isolés dans la masse protoplasmique de la cellule vaso-formatrice, ou y forment des groupes (1), ils n'ont pas de noyaux et sont discoïdes. Chez le Lapin de 6 semaines, les globules rouges disparaissent dans les réseaux vaso-formatifs. Les globules blancs font défaut.

On trouve dans d'autres taches laiteuses, qu'on peut considérer comme intermédiaires, une fine pointe d'accroissement venue d'un vaisseau voisin; elle se met en rapport avec une des branches du réseau; le sang pénètre alors dans la tache et envahit tout son réseau.

En résumant la description de Ranvier, quant à la formation des vaisseaux à l'intérieur des taches laiteuses dans le grand épiploon du jeune Lapin, on voit un système capillaire se former sur place, par des cellules spéciales. Le réseau d'abord indépendant ne devient perméable au sang que par l'anastomose d'une de ses branches avec un capillaire venu à sa rencontre.

Ranvier a encore étudié les vaisseaux capillaires chez le Poulet à la fin du premier jour de l'incubation. Le réseau capillaire, dans la zone pellucide, est constitué par des cellules. Ces cellules se groupent pour former des cordons pleins, anastomosés entre eux. Aux points d'anastomose (*points nodaux*), le nombre des noyaux

(1) Cette même idée a été émise par Schæfer, mais postérieurement à Ranvier.

est considérable. Il existe cependant des branches anastomotiques dépourvues de noyaux. C'est généralement dans les points nodaux que se produisent les premières cavités vasculaires et les îlots sanguins. Ces cavités sont d'abord des creux remplis de liquide, elles s'agrandissent et s'allongent pour canaliser les branches du réseau. Les noyaux et le protoplasma, refoulés à la périphérie, constituent les premiers éléments de la paroi du vaisseau.

Ces éléments agissant à la manière de cellules glandulaires sécrètent un liquide, premier plasma sanguin, qui distend peu à peu les branches du réseau.

Les îlots sanguins se forment aux dépens de certaines cellules des cordons vasculaires primitifs, qui sont mises en liberté dans leur intérieur au moment de leur canalisation. Ces cellules sont sphériques et contiennent d'abord un seul noyau ; la multiplication de ce noyau est très active, et il se forme une boule dans laquelle les noyaux semblent se toucher. La boule se désagrège et met en liberté les noyaux et le protoplasma. Ce sont là les premiers globules rouges du sang. Ils ont une constitution nucléaire.

A côté des résultats obtenus par Ranvier viennent se placer ceux de Thin.

Thin, 1876 (*loc. cit.*), interprète d'une autre façon la cellule vaso-formative. Cet auteur a trouvé les capillaires coiffés de saillies composées d'une substance amorphe, et recouvertes de larges cellules fusiformes à noyaux multiples. Les globules nucléés s'engageaient à travers un trou de la paroi vasculaire et pénétraient dans ces saillies. La cellule vaso-formative de Ranvier ne serait qu'un espace ramifié placé dans l'intervalle des faisceaux du tissu conjonctif, ces espaces pourraient même se trouver en dehors des taches laiteuses. Au centre des figures étoilées, se trouve une substance finement granuleuse. Ces espaces ramifiés s'élargissent avant de communiquer avec les vaisseaux sanguins et contiennent un liquide se rapprochant du protoplasma sanguin. La masse à injection dont Thin se servait, poussée dans un capillaire, pénétrait dans ces espaces avant qu'il n'ait pu y trouver de globules sanguins.

Hoggan (*loc. cit.*) dont nous devons signaler, pour mémoire, les observations, s'écarte beaucoup des théories généralement admises.

Dans le ligament large de la Souris, au début de la gestation, Hoggan a vu les nouveaux capillaires se former à l'aide de *cellules migratrices* qui, se mettant en relation avec l'extrémité d'un vaisseau déjà formé, s'allongeaient et se creusaient, contribuant ainsi au développement du vaisseau.

Cette conception spéciale à Hoggan n'a jamais été retrouvée par aucun observateur.

Disse, 1879 (*loc. cit.*). Le premier sang apparaît sous forme de cordons cellulaires pleins, qui se creusent ensuite d'un canal. Le mode de formation de ces canaux se fait par l'intermédiaire du feuillet fibro intestinal et des cellules qui se trouvent au-dessus de ce feuillet.

L'origine des vaisseaux est donc double : la paroi supérieure aux dépens du feuillet fibro-intestinal, la paroi inférieure aux dépens du feuillet vasculaire.

H. Field (1), dans ses conclusions, arrive à deux cas qui peuvent se présenter dans le développement des vaisseaux.

(1) Herbert Haviland Field. The development of the pronephros and segmental duct in Amphibia. *Bull. Mus. Comp. Zool.*, vol. XXI, n° 5, Jun. 1891.

1° Les capillaires apparaissent dans l'embryon de stade avancé, comme *évagination* de la paroi du vaisseau primaire, ce processus se fait dans le mésenchyme qui l'entoure, mais on ne peut constater si ce tissu participe à sa formation.

2° Dans les jeunes stades, il existe des cordons cellulaires, reste du mésoderme primitif.

Dans la transformation en vaisseaux, les cellules centrales des cordons deviennent des globules sanguins.

Ces observations ont été faites dans la tête des embryons d'Amphibiens.

Houssay a étudié récemment ces mêmes vaisseaux ; l'auteur s'étant attaché plus spécialement à la morphologie, il n'y a pas lieu de donner ici le résumé de ses travaux.

Renaut (1) qui a étudié les vaisseaux sur la peau du tronc et du ventre des embryons de mouton, trouve des bourgeons sur les mailles des capillaires Ces végétations qui ont un trajet plus ou moins long, se terminent en cul-de-sac renflé en massue. Plusieurs étranglements se voient sur son trajet, et même sur un bourgeon primaire existent quelquefois des bourgeons latéraux.

Les parois du bourgeon sont formées d'une lame de protoplasma transparent et semé de noyaux endothéliaux. A l'extrémité, les éléments sont en voie de division.

Certaines cellules extérieures aux deux jeunes vaisseaux qui vont se fusionner, s'accumulent vers les extrémités. Elles se colorent plus fortement, par l'hématoxyline, que les cellules conjonctives; elles sont comparables aux cellules décrites dans les taches laiteuses primaires de l'épiploon. Dans les bourgeons se voient des

(1) Renaut. *Traité d'histologie*, 1893, p. 862.

cloisonnements longitudinaux qui se résorbent, ou doublent le vaisseau.

Les cellules lymphatiques sont étrangères à la constitution des germes vasculaires sanguins (*ibid.*, Ranvier).

Je citerai encore ici un autre passage très intéressant de Renaut (p. 884) : « De petites cloisons protoplasmiques obturent la lumière vasculaire, sur certains points du réseau, où le vaisseau s'est formé; ces cloisons sont la trace de l'*indépendance originelle,* au sein même du germe vasculaire plein, des divers segments devenus globulifères, puis ensuite canalisés. Elles disparaissent plus tard, ou bien, au contraire, elles deviendront l'*origine d'une vacuole* qui dédoublera la paroi du vaisseau par la formation d'une maille destinée ensuite à s'agrandir. »

Le dernier travail paru sur ce sujet est celui de Yamagiwa, dont M. Retterer m'a si obligeamment communiqué l'analyse qu'il en a faite.

Yamagiwa (1) étudia d'abord sur le cadavre les pseudo-membranes pleurétiques et pachyméningitiques, afin de voir comment les capillaires y ont pris naissance. Il trouva ce résultat essentiel, que les anciens vaisseaux poussent des bourgeons qui produisent les capillaires des pseudo-membranes.

En second lieu il expérimenta sur les Lapins en leur injectant dans la cavité pleurale ou péritonéale des liquides irritants (alcool absolu, azotate de soude). En examinant, quelques jours après l'opération, le péritoine ou la plèvre, après fixation des tissus, il arriva aux résultats suivants :

(1) Yamagiwa. Ueber die entzündliche Gefässneubildung. *Arch. path. anat. phys.*, 1893. Bd 132, h. 3.

1° Les six ou sept premiers jours il n'existe pas de vaisseaux dans la néomembrane, qui est constituée par des amas de cellules étoilées riches en protoplasma.

2° Les premiers capillaires apparaissent du côté du tissu ancien, dont les vaisseaux s'élargissent et dont les parois poussent des prolongements protoplasmiques ou cellulaires.

3° Les nouveaux capillaires se terminent par une extrémité émoussée, tant qu'ils ne sont pas abouchés avec les voisins.

4° Jamais les capillaires ne se forment dans les pseudo-membranes loin et indépendamment des anciens vaisseaux.

5° C'est donc uniquement par bourgeonnement de anciens vaisseaux que se font les nouveaux capillaires.

6° La canalisation des bourgeons débute à partir de la lumière de l'ancien vaisseau.

7° Les noyaux qui se trouvent dans les bourgeons ont pris naissance sur place par division du noyau de la cellule préexistante, ou aux dépens du noyau de l'ancienne paroi vasculaire.

8° Les cellules de la néomembrane prennent part à la formation des nouveaux capillaires, parce qu'ils servent à relier deux bourgeons ou vaisseaux capillaires voisins.

J'ai voulu, dans un tableau d'ensemble, faire comprendre combien sont nombreuses les opinions sur l'origine des vaisseaux.

Dans cette énumération, j'ai été obligé de confondre toutes les théories, bien que j'eusse voulu tenir compte de l'observation de Ranvier, qui distingue avec raison la question de l'origine d'un vaisseau, de celle de son accroissement.

Les différents auteurs qui ont dirigé leurs recherches sur ce sujet n'ont pas pris un vaisseau isolé pour en chercher l'évo-

Tableau résumant les différentes théories sur le développement des vaisseaux.

COURANTS SANGUINS	A travers le mésoderme. Parois du vaissseau d'origine mésodermique.	**Von Baer. Reichert. Vogt. Döllinger.**
FEUILLETS ANGIOPLASTIQUES....	Les vaisseaux se forment par décollement du feuillet.	**Prévot** et **Lebert,** 1884. **Götte,** 1873.
THÉORIE INTRACELLULAIRE......	*a*) Cellules migratrices s'arrêtant à l'extrémité d'un vaisseau déjà formé. Ces cellules se creusent.	**Hoggan.**
	b) Tubes creux formés par la juxtaposition des cellules qui deviennent vacuolaires.	**Afanassieff,** 1866. **Klein,** 1871.
	c) Cellules mésoblastiques avec prolongements creux en réseaux.	**Balfour,** 1877.
PROLONGEMENTS PROTOPLASMIQUES ENDOTHÉLIAUX.	Production protoplasmique pleine. Se creuse. Le sang y pénètre.	**Golbuew,** 1869. **Ranvier, Yamagiwa,** 1893.
CELLULES VASO-FORMATIVES.....	Système de cellules d'abord indépendant, puis envahi par un capillaire. Fournit réseau vasculaire et sang.	**Ranvier,** 1874.
CORDONS PLEINS MÉSODERMIQUES..	Débutent dans l'aire germinative et pénètrent dans le corps de l'embryon.	**Remak,** 1855. **His,** 1868. **Kölliker,** 1846. **Disse,** 1879.
BOURGEONS ENDOTHÉLIAUX......	*a*) Épaississement de la paroi préexistante. Écartement des cellules axiales. Vacuoles.	**Greene,** 1882.
	b) Bourgeon se creuse. Cellules centrales deviennent globules sanguins.	**Arnold,** 1871. **H. Field,** 1891.
	c) Bourgeon protoplasmique avec noyaux endothéliaux. Cloisonnement.	**Renaut,** 1893.

lution ; au contraire, ils ont examiné des tissus normaux ou pathologiques pour y trouver des capillaires en voie d'accroissement.

Il m'a semblé qu'il y avait avantage à chercher le développement d'un vaisseau déterminé, apparaissant à une époque précise.

Placé dans ces conditions spéciales, je ne pouvais confondre avec une autre formation le premier stade des artères coronaires, qui se manifestait sur l'endothélium du bulbe aortique.

Développement des artères coronaires cardiaques chez l'embryon du Lapin.

Avant le douzième jour, on ne peut constater aucune trace des vaisseaux coronaires chez l'embryon du Lapin ; mais à cette époque de la gestation (1), on en trouve les premiers vestiges, dans une région qu'il faut bien préciser.

La figure 33 représente une coupe transversale du cœur, d'un embryon de douze jours, qui passerait au niveau de la base du ventricule. Cette région ventriculaire se distingue nettement par son aspect spongieux. Quant au bulbe aortique, il n'est pas encore divisé en aorte et artère pulmonaire, mais on peut déjà voir un étranglement bilatéral, correspondant à deux colonnes longitudinales, marchant à la rencontre l'une de l'autre pour déterminer le cloisonnement. La portion antérieure du bulbe Ap donnera l'artère pulmonaire, tandis que la postérieure Ao deviendra l'aorte. C'est cette dernière qui nous intéresse.

A ce moment, la structure du cœur subit d'importantes modifications, la cellule musculaire embryonnaire est en voie de différenciation, et déjà des fibres forment des réseaux compacts à la périphérie, et plus lâches à l'intérieur du ventricule.

Le bulbe aortique (2), outre sa couche musculaire PM, possède

(1) La gestation chez le lapin est de 30 jours.

(2) Kölliker, *op. cit.*, p. 944.

Le bulbe possède, au dixième jour, des fibres musculaires transversales : fait d'une haute importance, car chez les Batraciens et Sélaciens on trouve des fibres musculaires dans le bulbe.

en dedans de celle-ci une puissante assise de tissu conjonctif, désignée par Kölliker sous le nom de *substance gélatineuse* (fig. 33, G).

Premier stade. — En examinant l'endothélium du bulbe de la région aortique, on voit, situé un peu à gauche de la face postérieure, un bourgeon BC, inclus dans le tissu conjonctif. Ce bourgeon, repré-

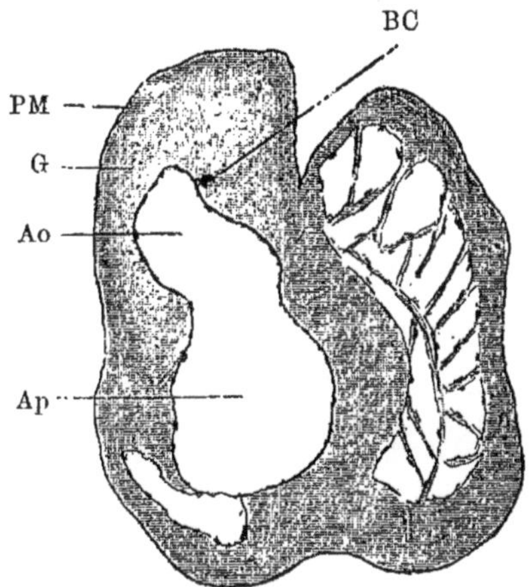

Fig. 33. — Coupe transversale du cœur. Embryon de Lapin au douzième jour. PM. Péricarde et couche musculaire. — G. Substance gélatineuse de Kölliker. — Ao. Région aortique. — Ap. Région de l'artère pulmonaire. (Ces deux régions constituent le bulbe.) — BC. Bourgeon d'origine de l'artère coronaire gauche.

senté à un grossissement de 650 diamètres sur les figures 34, 35, 36, apparaît comme une prolifération de l'endothélium. Je n'ai pas pu trouver le stade antérieur, c'est-à-dire celui où, très vraisemblablement, une cellule endothéliale se divise pour donner le premier rudiment du bourgeon.

Quoi qu'il en soit, à cette époque le bourgeon est plein, en forme de *massue* (1), il est en connexion intime avec l'endothélium.

Ces trois figures représentent des coupes successives d'un centième de millimètre d'épaisseur, dessinées à la chambre claire. La

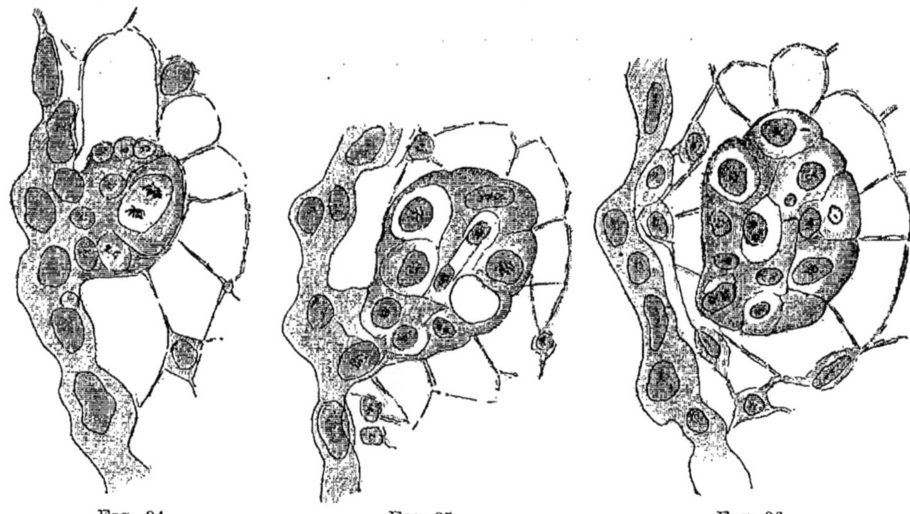

FIG. 34. FIG. 35. FIG. 36.

Ces trois figures représentent les coupes successives du bourgeon Bc. (fig. 33). Grossissement : 650 diamètres.

figure 36, qui montre le bourgeon détaché de l'endothélium, doit cette disposition à la coupe qui passe en dehors du pédicule. Ce bourgeon mesure un vingtième de millimètre de longueur et un trentième de millimètre d'épaisseur; il est constitué par des cellules disposées sur trois rangées longitudinales. Cependant on peut en compter quatre dans la partie la plus renflée. Les parois cellulaires

(1) RENAUT a vu sur les capillaires de la peau du tronc (embryon de mouton) des renflements en *massue;* nous lui empruntons ce terme, qui répond si bien à ce que nous avons observé.

ne sont pas visibles partout ; en certains points il semble que les noyaux sont plongés au milieu d'une substance protoplasmique.

Les noyaux se colorent très vivement par le carmin boraté ou l'hématoxyline, et leur pouvoir électif est le même que celui des cellules de l'endothélium bulbaire. Ces noyaux sont dans un état très actif de division, aussi bien pour les cellules externes que

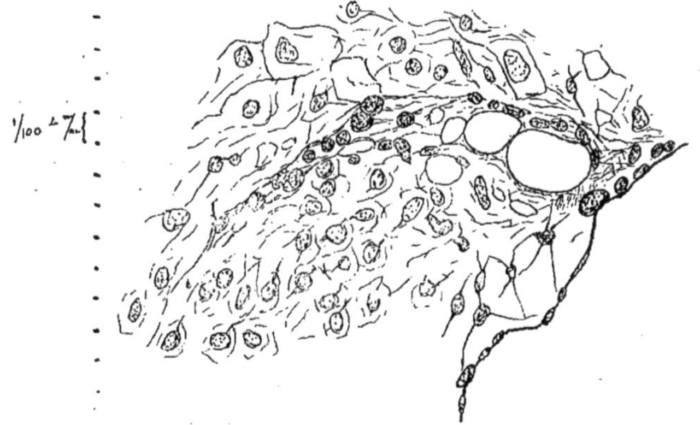

FIG. 37. — Artère coronaire chez l'embryon de Lapin, entre le treizième et le quatorzième jour. Grossissement : 450 diamètres.

Le bourgeon comprend une portion vacuolaire en rapport avec l'endothélium du bulbe, et une portion terminale pleine.

pour les cellules internes du bourgeon, où on voit de nombreuses figures karyokinétiques.

Autour de plusieurs noyaux il existe des espaces clairs qui semblent produits par le retrait du protoplasma.

La croissance du bourgeon a lieu en plein tissu conjonctif, et, quoiqu'il refoule ces éléments, je n'ai pu trouver à ce stade aucune cellule située immédiatement contre lui. Il existe seulement à sa périphérie un léger réseau protoplasmique à peine coloré par le carmin, appartenant aux mailles des cellules conjonctives ambiantes.

Il est important de noter qu'à cette époque, une seule artère coronaire est en voie d'évolution : la gauche. La droite évolue plus tardivement et indépendamment.

Deuxième stade. — Pour trouver une modification sensible de l'état précédent, il faut rechercher sur des coupes appartenant à des embryons du treizième au quatorzième jour : on voit alors le bourgeon beaucoup plus développé suivant son axe longitudinal. Tout en gardant son épaisseur de un trentième de millimètre, il est très effilé et décrit une légère courbe à concavité antérieure. Sur la figure 37, on distingue des vacuoles disposées en enfilade sur une seule rangée, apparaissant suivant l'axe longitudinal du bourgeon. La plus grosse de ces vacuoles est en rapport avec l'endothélium du bulbe, elle mesure 25 μ sur 20 μ; les autres, de plus en plus petites, s'échelonnent sans toutefois dépasser la moitié de la longueur du bourgeon.

Les cellules qui entrent dans la constitution de la seconde portion sont identiques à celles qui formaient le bourgeon primitif, seulement, à ce second stade, on ne voit qu'une double rangée cellulaire, les noyaux sont serrés et fortement colorés. Dans la portion vacuolaire, les noyaux sont repoussés en dehors, et sur aucune des coupes je n'ai pu trouver de noyaux à l'intérieur même des vacuoles. La plus grosse de ces vacuoles, celle qui est en rapport médiat avec la cavité du bulbe, en est séparée par l'épaisseur de l'endothélium.

Ce bourgeon en voie de creusement ne communique donc pas

encore avec le bulbe, car il existe entre les deux une cloison endothéliale.

Il est difficile de se prononcer sur le mode d'apparition de ces vacuoles; au premier stade, il existait bien des espaces intracellulaires, mais en admettant que ceux-ci dussent se transformer en ces vacuoles du second stade, on devrait trouver à leur intérieur des noyaux libres ou accolés; disposition que je n'ai pu rencontrer. Entre les vacuoles existe une mince cloison qui représente, je pense, le vestige de plusieurs cellules.

Le protoplasma accentue son mouvement de retrait vers l'extérieur, et de nombreux noyaux sont refoulés vers la paroi du futur vaisseau.

Il semble plutôt résulter de ces faits que les vacuoles sont *intercellulaires*.

D'autre part, toutes les cellules qui entrent dans la constitution du bourgeon sont uniquement destinées à former la paroi vasculaire, et aucune cellule ne se transforme en globule sanguin.

Troisième stade. — Au quinzième jour, le bourgeon entre en communication avec la lumière du bulbe. Cette modification se fait par la résorption de la petite surface endothéliale qui séparait la première vacuole du bourgeon de la cavité du bulbe.

Les fines cloisons protoplasmiques qui séparaient les autres vacuoles se sont résorbées, et à cette époque, le sang peut pénétrer librement dans le nouveau vaisseau.

Sur la figure 39, on voit en *c* la partie postérieure du bulbe d'où émanent les deux artères coronaires. La gauche beaucoup plus développée, *c'*, *c''*, est coupée dans ses sinuosités, et semble à première vue ne pas communiquer avec le bulbe ; mais l'examen des coupes successives montre la continuité de toutes ces lumières.

Un certain nombre de cellules embryonnaires non différenciées viennent se placer autour de ces premiers capillaires, et constituent l'ébauche de la couche musculaire.

A cette époque, la séparation du bulbe n'est pas encore complète.

Stades ultérieurs. — Au vingtième jour le système des artères

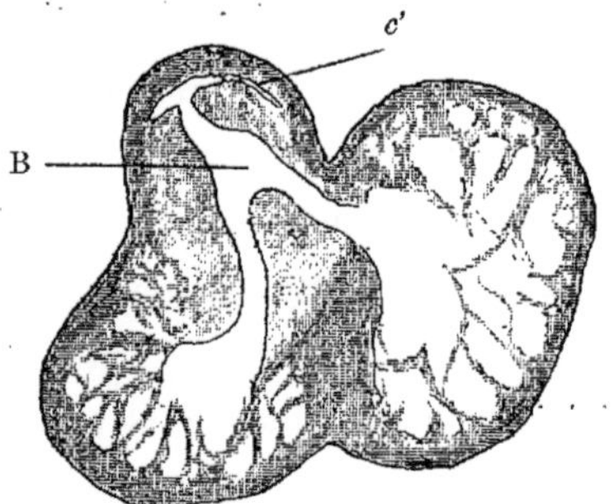

Fig. 38. — Coupe verticale, légèrement oblique d'arrière en avant et de haut en bas. Embryon de Lapin, quinzième jour ; 30 diamètres.

B. Région bulbaire s'ouvrant dans les deux ventricules. — c'. Coronaire gauche.

coronaires est bien développé. Les branches les plus volumineuses pénètrent dans la substance musculaire, très près de l'orifice du vaisseau ; tandis que la région péricardique du cœur ne possède que des branches beaucoup plus grêles et moins nombreuses.

En résumé, je pense pouvoir rapprocher les détails que j'ai exposés sur ces vaisseaux de ceux décrits par Renaut, Greene et Haviland Field, sans toutefois être arrivé aux résultats de chacun de ces auteurs en particulier.

Ainsi les cloisons de Renaut ne me semblent pas correspondre à celles que j'ai observées sur ces artères ; je les ai vues transversales.

Les évaginations de la paroi du vaisseau, vues par H. Field et Greene, semblent se rapprocher beaucoup de celles observées sur les artères coronaires. Toutefois je serai plus affirmatif au sujet de la participation du mésenchyme à la formation du bourgeon vas-

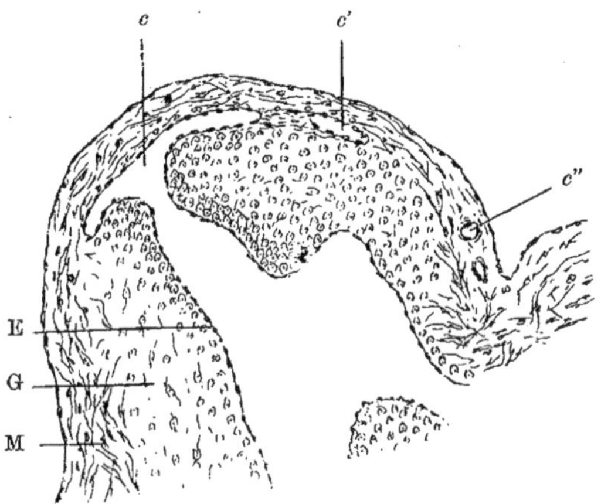

FIG. 39. — Même stade que figure 38. La région bulbaire est seule représentée au grossissement de 80 diamètres.

c. Région où les artères coronaires prennent naissance. — c'. Coronaire gauche coupée dans une sinuosité. — c''. Deux branches coupées transversalement descendant dans le ventricule gauche. — E. Endothélium. — G. Tissu conjonctif. — M. Faisceaux musculaires.

culaire; je crois que ce tissu n'intervient que dans la seconde phase, pour donner l'élément musculaire au vaisseau, et que son endothélium provient uniquement de cellules endothéliales préexistantes (1).

Je n'ai pu constater, comme ces auteurs, la transformation des cellules centrales en globules rouges.

(1) J'ai présenté à la *Société de Biologie* une note préliminaire résumant les résultats auxquels je suis arrivé sur ce sujet. (Comptes rendus de la *Soc. de Biol.*, 27 janvier 1894.)

CONCLUSIONS

I. — Les artères coronaires qui, chez les Poissons, sont d'origine extracardiaque, conservent encore cette disposition chez les larves des Batraciens (1).

II. — Chez les larves de Batraciens, l'apparition de la coronaire branchiale coïncide avec la transformation de la cellule embryonnaire cardiaque en fibre définitive.

III. — Les Batraciens adultes possèdent une coronaire secondaire, correspondant au système vasculaire définitif. Je la désignerai sous le nom d'*artère coronaire du bulbe*.

IV. — Les Mammifères n'ont pas, dans leurs premières phases, de vaisseaux coronaires comparables à ceux des Poissons et des Batraciens.

V. — Les artères coronaires sont des *vasa-vasorum*.

VI. — L'artère coronaire gauche apparaît la première chez l'embryon du Lapin au douzième jour. Le bulbe n'est pas encore séparé en aorte et artère pulmonaire.

VII. — Elle débute par un *bourgeon plein*, les cellules sont de nature endothéliale.

VIII. — L'aspect de ce bourgeon est analogue à celui de la plupart des glandes.

IX. — Le bourgeon se creuse de vacuoles intercellulaires. Ces vacuoles se mettent ensuite en communication avec la cavité du bulbe aortique.

X. — Son extension se fait par un bourgeon plein du côté périphérique, subissant les mêmes phénomènes évolutifs que le bourgeon originel.

XI. — Les cellules du bourgeon me semblent former l'endothélium de l'artère coronaire future, tandis que le tissu enveloppant fournit les éléments des autres tuniques.

XII. — Les cellules centrales du bourgeon ne me paraissent pas contribuer à former les globules rouges du sang.

XIII. — Bourgeons péricardiques. (Voir les conclusions, p. 70.)

TABLE DES MATIÈRES

IMPRIMERIE LEMALE ET Cie, HAVRE

www.ingramcontent.com/pod-product-compliance
Ingram Content Group UK Ltd.
Pitfield, Milton Keynes, MK11 3LW, UK
UKHW012049240726
13965UKWH00003B/1150